「治療」から「予防」へのパラダイムシフト

――訪問看護から始まる！　平均寿命１００歳の未来医療

プロローグ

第1章 平均寿命100歳時代に向けた「予防医療」への準備

第2章　自然体の生き方

第3章　訪問看護が最先端医療!?

第4章　りゅうじん流　訪問看護

第5章　さまざまな病気に対する心構え

最後に

この本を刊行するにあたって

プロローグ

衝撃!! 安保徹先生がご逝去された

一昨日、会長に久しぶりに電話をすると、

「凄い事が起こってる。安保先生が亡くなった。

暗殺の噂があるらしい。ホームページを見ろ」


私はボーゼンとしました。


まず、お歳暮を送っていたので、ストップできるならと、秘書に電話しました。

「12月6日なら、その頃についてますね」

と冷静な反応に、ちょっと落ち着き、弔電を依頼しました。

疑問と葛藤で頭がいっぱいになり、嘘だろう、と自分を納得させました。

しかし、涙は溢れてきます。
やっぱり本当かも知れない。

弔電の内容は、

安保先生の本に出会え、私は健康を手にしました。
自律神経と免疫の法則により、世の中に多大なる貢献をされました。
今は先生のご逝去に涙、涙ですが、志を受け継いで、
経営者、看護師のわたくしにできることを、精一杯やっていく所存です。
心よりお悔やみ申し上げます。

マスコミはなぜか取り上げないですが、安保先生はノーベル賞ものの研究をされた方です。

ご存知の方もいらっしゃるかと思いますが、「自律神経と免疫の法則」を世に送りだしました。

私のような医療従事者で、知らない人はいないと思います。

これは、現代医療にも警鐘を鳴らしています。

人間は自然児なのに、機械がすべて良くできる、と安易に考えている方々の胸に深く突き刺さります。

私もその1人でした。

先生のおかげで、盲目的な医療信仰をやめ、対話し選ぶ治療法の大切さを知りました。

ゴッホ、ピカソ、モネ、芥川龍之介、太宰治など芸術家や作家は、不遇な生涯でも亡くなった後に有名になっていますが、安保先生もその1人だと、以前から思っていました。

歯に衣着せぬ物言いで、正直な方でした。

研究者ですから、長い時間をかけ導き出した現象や答えに、絶対なる信頼と自信をお持ちでした。

特に『医療が病をつくる』という本は先生の魂が入魂されている一冊です。

私はその本によって衝撃を受けると同時に健康も手にしました。

しかし、先生はこの本によって様々な人たちから怒りを買ったり、批判をされたようです。

なぜなら、それ以降に出された本はかなり控えめになっているからです。

専門家は自分のことを評価されたり、指摘されることを極端に嫌います。

しっかり本を読まずして、事の本質をつかまずして、人を弾劾する、大多数の人たちに出会っていました。

先生の心は、かなり辛かっただろうと、推察致します。

とても正義感が強く、曲がったことが大嫌いだったと思います。

世の中は矛盾ばかりで、不条理なことがたくさんあります。

その不条理に、正面から間違いのない指摘をされています。

そのくらい、ストイックにご自身の仕事に打ち込んでこられているのだ、ということがよくわかります。

医療に限らず、どんな業界でも、間違っていても、大多数でエネルギー（お金と名声）があるほうが発言力があります。

医療の当たり前と、病気が治る当たり前は違うのです。

ただ、医療が間違っていると言っているのではないので、関係者の方々、誤解しないでください。

安保先生は、それをよりわかりやすく、講演だけでなく、本にも残されておられます。

私も含め、自分自身の病気で苦しみ、安保先生に出会った方は皆さん、安保先生には足を向けて眠れないと思います。

心から感謝し、尊敬しています。

第1章

平均寿命100歳時代に向けた「予防医療」への準備

大家さん（仮名）の「100歳の軌跡」

「よう100歳になったなぁ。いろんなことがあった。
若い時は男前で、戦争にも行って、
シベリアでひどい目にあったけど、
若い時は体力があったから良かったなぁ。その時に戻りたい。
今は若い看護師さんに風呂に入れてもらえるし、
ヘルパーさんもよう手伝ってくれる。
〝あめ〟も〝まんじゅう〟も〝さとう湯〟もなんでもおいしい。
幸せや。

家には神棚があってな。たくさんの神様にお水をお供えして手を合わせて感謝しているんや。
それも長生きの秘訣やと思う。
昔、お寺に修行に行っとったんや。
その時は自分には合わんと思っておったが、
今ではそれも良かった。

娘には本当によう世話になっとる。
うるさいと思うこともあるけど、
そういう時は聞かんようにしてる。
自分のペースであることが長生きの秘訣やな。
わしも時々しんどい時があるけど、弱音は娘には言えん。
あんたが聞いてくれて助かるわ。
わしがいなくなっても娘のことは心配しとらん。

娘は器量があるから大丈夫や。
毎日、テレビが面白くて大好きや。
時代劇に政治番組、経済番組、ようできとる。
おもしろくて退屈せん」

私たちは、りゅうじん訪問看護ステーションという訪問看護事業所でリンパマッサージを軸に、大阪を拠点に東京、名古屋と店舗を持ち多くの利用者様と日々向き合っております。

そんな中、私たちが大家さんに出会ったのは、去年の6月でした。
それまでは、当社ととても縁の深いステーションが訪問看護をしていました。
今は、私たちのケアをずっと受けられておられます。
最近では大家さんの大好きな、音楽を聴きながら入浴介助をし、身体、精神面についてもケアをしています。

また、私たちの訪問看護は、ご家族とのコミュニケーションやご家族のサポート協力も頂くことが多く、大家さんの場合、実の娘さんの存在が大家さんの100歳の健康につながったのだと、私たちは考えます。

本来、90歳を超えたお年寄りを、1人で一軒家に住まわせることに対して、世間の風当たりや意見を聞けば、かなりお辛い思いをされていると思います。

それでも、ご自身の意思を尊重して、またいくつになられても、ご自分の父親を信頼している、父と娘の関係がとても素晴らしいと思います。

に感じます。

平均寿命100歳をどう生きるか？

先ほどの大家さんのように、歳をとってから充実した人生を生きること。今後、このテーマにしっかりと向き合う人が、不安のない人生を歩めるように感じます。

2012年3月3日、高齢化が進んでいる堺市の泉北ニュータウンにおいて、お年寄りに元気で暮らしてもらいたい！という取り組みに参加し、講演させていただいた時のことです。

対象は65歳以上の男女70名ほどで、目的はセルフ、リンパドレナージュとストレッチをしてもらうというものでした。

90分という長時間でしたので、退屈されないことに重きを置いて、話の間に体操を入れながら、疲れない程度、やり過ぎない程度を心がけました。

参加していただいた方はとてもお元気で、プログラムに入れていたスクワットをして頂くと、私たちはとてもびっくりしました。

まぁ、皆さんお若い！　リンパマッサージ、体操を無理なく続けて、いつまでも若く美しくいました。

講演後に若々しいご老人の方たちとお話する機会がありましたが、少しでも健康でいる時間を長くするために、病気にならない生き方を実践しておられました。

やはり、寿命が延びた時に一番願うことは「いつまでも健康でいること」です。

いくら寿命が延びても、ずっと病院のベッドでは心も体も辛いと思います。

病気になってからでは遅いので、今から平均寿命１００歳に向けての生き方を意識していくことが、私たち日本人にとって最重要課題に感じます。

私が訪問看護をしている理由

私が、りゅうじん訪問看護ステーションを設立した理由は、現場が大好きだからです。看護学校時代から医療現場で看護助手をしながら卒業を迎えました。看護師になってからは中小病院から始まり、大学病院に移り、福井県や大阪府の病院の看護師となりCCU〔coronary care unit の略で、その名の通り、冠動脈疾患（狭心症、心筋梗塞）を管理する集中治療室〕などで看護経験を積んでおりました。

その後、経済学、帝王学を学び、一部上場企業を対象とする、営業の経験を積み、大きな成果を作りました。

26歳より起業し、介護保険制度が始まると、経験を生かし、訪問看護ステーションを開設しました。在宅医療に従事する中で、訪問看護（リハビリ）で利用者が回復できること、また、ターミナルケア（人生の残り時間を自分らしく過ごし、満足して最期を迎えられるようにすること）においては、良い形で亡くなっていけることを、お手伝いする看護師が素晴らしい職業であると実感したことが訪問看護事業所を経営している理由です。

つまり、理想の長生きを誰よりも早く・深く教えながら、良い結果に導くことができるのが訪問看護しかないので実践しているのです。

今後は、全国に質の良い看護師を育成することで、世の中の病気を良くしたい、病気の方の社会復帰に役立ちたいとの思いで、全国に訪問看護ステーションを開設し、教育に力を入れてまいります。

増え続ける医療費と介護費の負担

人工知能などの次世代ＩＴ技術をベースに様々な新技術が生み出されることで、平均寿命１００歳という世界が視野に入っています。

平均寿命が今よりも20年近く伸びるということになると、皆さんはどのようなことを考えるでしょうか？

１００歳まで生きることができるんだったら、一体何ができるだろうとポジティブに考えられる方もいらっしゃるでしょう。一方で、１００歳まで生きるとなると、何歳まで健康でいられるのかという懸念が先立つ方もいらっしゃることと思います。

そのような方が懸念される点の１つに、医療費の問題があげられるでしょう。年齢を重ねるほど、病気に罹りやすくなります。新技術の発達により、今では難しいと考えられている病気の多くが治るようになることが期待されますが、それによって、医療費の負担が大きく膨らんでしまえば、長生きのメリットが失われてしまいかねません。

現在の日本における国民医療費の合計は年間42・4兆円です。日本の医療費が30兆円を超えたのが1999年度ですので、16年間で12兆円程度増えたことになります。

その間、日本の国内総生産、いわゆるGDPはほぼ横ばいで推移してきたので、医療費の対GDP比率は、1999年度の5・9%から直近の2015年度の8・0%まで、2・1%ポイント上昇しています。

少し前のデータになりますが、厚労省が2012年3月に発表した「社会保障に係る費用の将来推移について」によれば、2025年度の国民医療費は54兆円まで増加する見通しになっています。

また、近年その増加が懸念されているのが介護費です。日本では2000年

国民医療費の推移

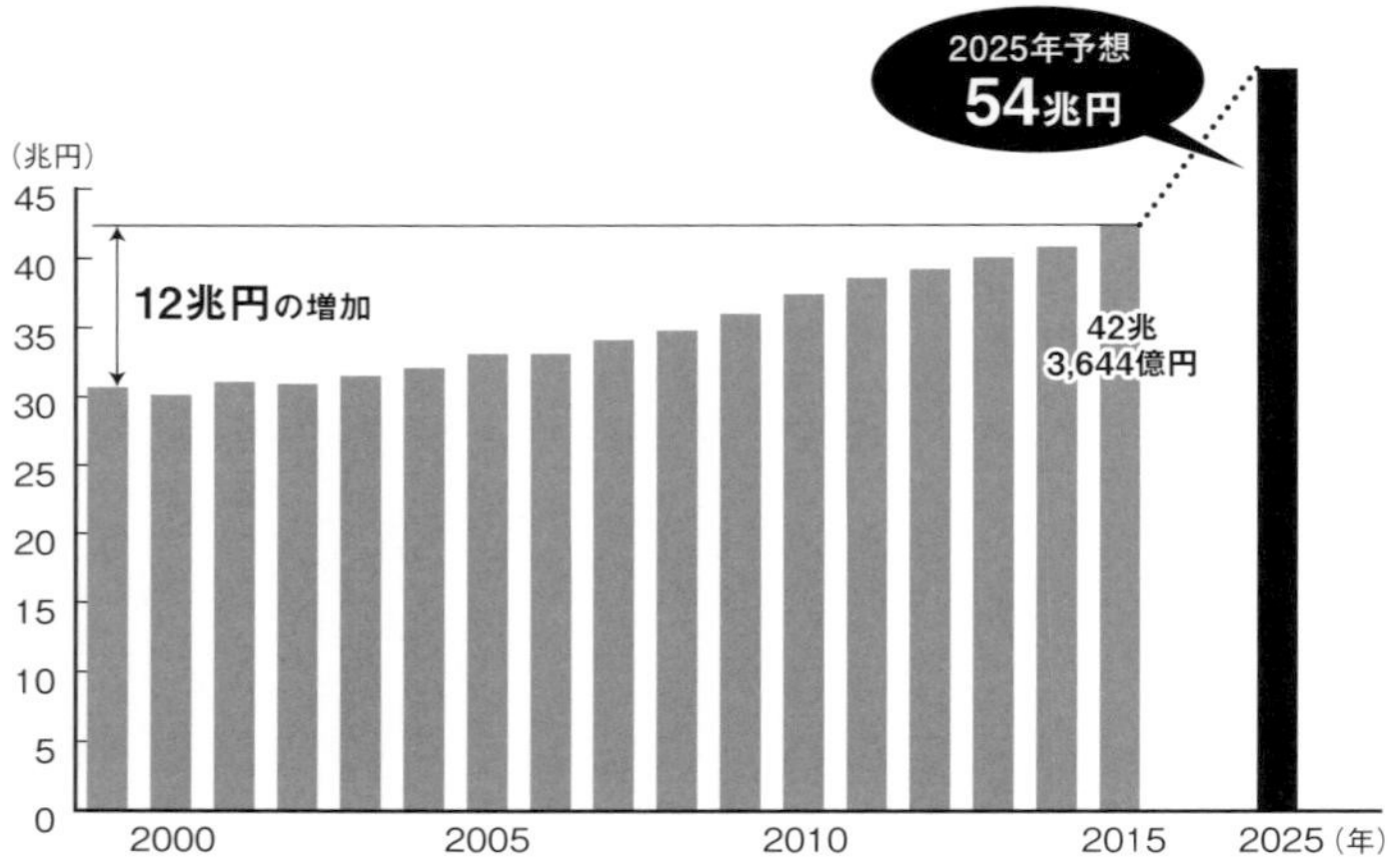

出典：厚生労働省

４月に介護保険制度が開始されました。導入初年度の２０００年度の介護費用は３・２兆円でしたが、直近の２０１５年度はその約３倍となる９・１兆円まで急増しています。先ほども触れた厚労省の将来推計によれば、２０２５年度の介護費用は19・８兆円、つまり２０１５年度からさらに倍増し、10兆円も増加することが予想されています。

今後も進展する高齢化社会

なぜこのように医療費や介護費が増え続けているのでしょうか。その要因の1つとして、人口の高齢化が挙げられます。

日本の65歳以上の人口は2000年時点では2200万人でしたが、2015年には2000年比で52％増の3350万人まで増えています。全人口に占める65歳以上の人口比率は、2000年の17・4％から2015年には26・6％まで上昇しています。なんと、すでに人口の4分の1以上が65歳以上によって占められているのです。

人口の高齢化はこれからも進んでいきます。直近の国立社会保障・人口問題研究所の試算によれば、65歳以上の人口はこれからも緩やかに増加し、2042年3940万人がピークとなるようです。2015年比では16％の増加になります。高齢者の増加は、少子化の影響により人口構成比でみた場合の影響度はさらに大きくなります。日本の全人口に占める65歳以上の比率は、２０１５年の26・６％から２０２５年には30％を超え、２０５０年には37・7％まで上昇する見通しです。実に日本の人口の３人に１人以上が65歳以上ということになります。

日本の全人口に占める65歳以上の割合

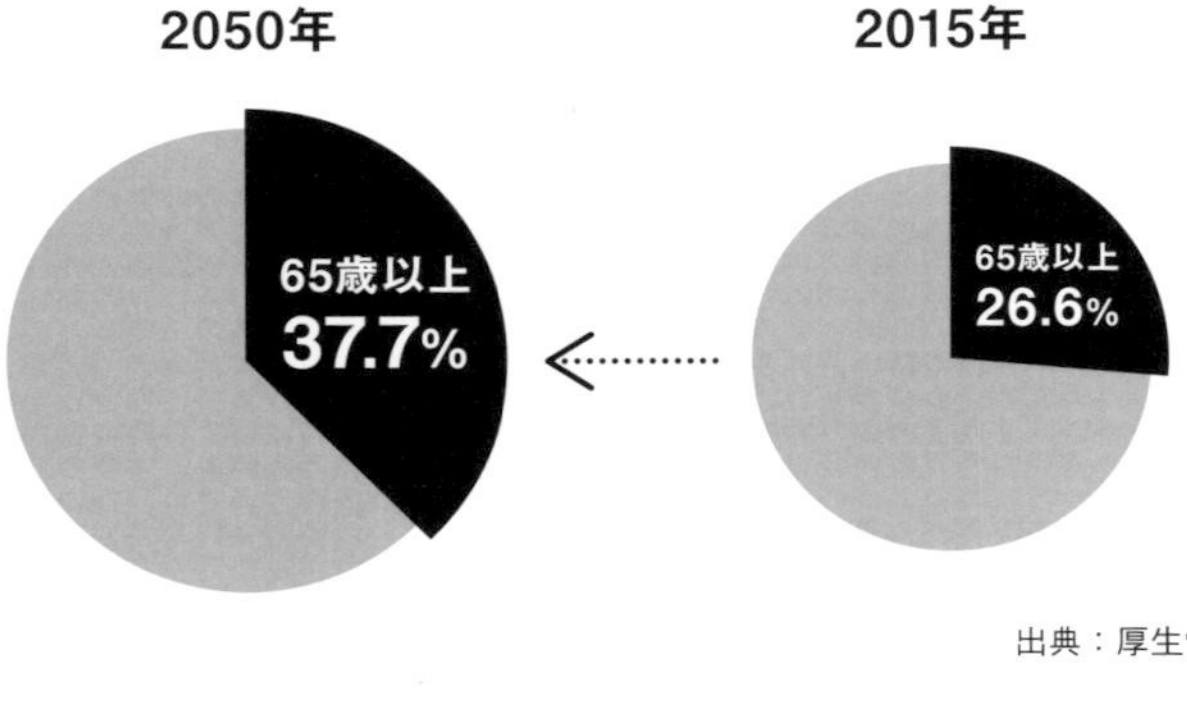

出典：厚生労働省

平均寿命だけでなく、健康寿命を延ばすことが必要

健康寿命という言葉を聞いたことはあるでしょうか。厚労省では、「日常生活に制限のない期間の平均」あるいは「自分が健康であると自覚している期間の平均」を健康寿命と定義しています。ということは、介護費用は平均寿命と健康寿命の差となる期間に発生することになります。したがって、介護費用を抑えるためには、健康寿命を平均寿命以上に延ばすことが重要になります。

２０１３年における日本の平均寿命と健康寿命（日常生活に制限のない期間）の差異は、男性で９・０年、女性で12・４年です。２００１年における同数値は、男性で８・７年、女性で12・３年でしたので、過去10年余りの間、ほぼ同水準での推移が続いていることになります。

ついで、介護が必要となる要因を見てみましょう。厚労省の「平成28年

（2016年）国民生活基礎調査」によれば、介護が必要となる要因の上位3つは、認知症（24・8%）、脳血管疾患（脳卒中）（18・4%）、高齢による衰弱（12・1%）となっており、これだけで要介護者の半分以上（55%）を占めています。健康寿命を延ばす上では、いかにして認知症や脳卒中が発生しないようにするか、あるいは発症するのを遅らせるか、つまりこれらの病気の予防がやはり重要になってきます。

なお、15年前の2001年の調査では、介護が必要となる要因の上位3つは、脳血管疾患（脳卒中）（27・7%）、高齢による衰弱（16・1%）、骨折・転倒（11・8%）でした。認知症は10・7%で第4位でしたので、21世紀に入ってから認知症による介護負担が急激に高まってきたことがうかがえます。

病気は自分で治すもの⁉

私たち訪問看護師は様々なご家庭に入り、ケアさせてもらっています。仲の良いご家族から、喧嘩の絶えないご家族、また、うまく気持ちを伝えられず、苦しんでいる方もいらっしゃいます。

病気になられるといるのは、ある程度ご自分の責任であり、ご家族や仕事などでストレスが溜まっている可能性も考えられます。

ストレスを溜めてしまわれるのもご自分に責任があります。

医療に従事している私が、突き放しているのでは？と不信がられる方もいらっしゃるでしょうが、後で説明をしていきますので、ご理解ください。

病気は遺伝と生活習慣、考え方によって起きてきます。

他の人に起きないのに自分だけ、病気の目に合うことも少なくありません。

昔から「病は気から」と言いますが、気というのは、気分や気持ちのことだけではなく、良い気、悪い気、陰気、陽気など、自分の魂から出ているオーラ（エネルギー）なのだと思います。

実は私は現実主義者で、宗教や超能力の類は一切信じませんでした。オーラとか魂という言葉が、自分の口から出てきていることに、まだまだ抵抗はあります。しかし、歳を重ねるごとに、自分にわからないことや科学で証明できない存在を目の当たりにするようになりました。

また、病気の人たちと多数お知り合いになり、その方々を通して人生の終盤についても勉強してきました。

在宅看護だけで200人の方々を見送っています。訪問看護で受け入れをした方は2000人を超えています。病院勤務も入れるとすごい数になります。

最近ではそろそろ死期が近いな、と思えば当たるようになっています。超能力と言えばそうかも知れませんが、「勘は経験と知識により養われる」そうです。

これからもこの仕事を続けていく限りは「勘」を養い続けていけそうです。

病気は自分で治すものですが、治療をお手伝いするプロが私たちです。治し方を分かっている方は少ないですが、治し方がわかれば医師や看護師は必要ありません。

わかっていてもやめられないことを、繰り返しお伝えし、良い方向に導いていく役目です。

繰り返しますが、病気は「遺伝」「生活習慣」「考え方」から起こっています。

病気の原因（遺伝）

まず「遺伝」ですが、がんの家系、脳梗塞の家系、喘息の家系、腎臓、心臓、肝臓、肺、糖尿病の家系、余程強靭な人以外は生まれ持って弱い所があります。

これを遺伝的体質といっていいでしょう。

体質は、食事や睡眠、性格にも影響されます。

怒りっぽい性格、気が優しい性格、優柔不断な性格、気にし過ぎる性格、思っていることを口に出せない性格、直情径行の性格。

この性格自体が、その家系で受け継がれている可能性があります。

悪癖と言われるものも同じかも知れません。

では、この遺伝に私たちは逆らえないものでしょうか？

基本的には逆らえません。しかし、性格や習慣は変えられます。性格を変える、生き方を変えるのは並大抵ではありませんが、できることをお伝えします。第一にはプラス発想への転換と、感謝の気持ちを持つことです。天は私たちを見守っています。自分の為、家族の為、自分の周りの人の為、人類みんなの為に日々精進しているか、も問われています。

また、わかっていても「生活習慣」を直すのは大変に難しいことです。ただ気が付かなければ直す必要すら感じることができないので、ご自分の為に、ご家族の為に時々見直すことをお勧めします。

病気になることは、自分がより健康になるための勉強材料です。病気になることが悪いことではなく、受け止め方によっては、健康に生きるために自分を変えるきっかけとなることに気が付いていただければ、私もとてもうれしいです。

健康に生きるためには、食生活が大切です。食事は身体を作ります。良いものを食べなくても、人間は育っていきますが、良いものを食べなければ、必ずと言っていいほど病気が作り出されます。

身体に良いと思って、一生懸命続けているものが悪い場合もあります。悪くなり過ぎて気が付いた時には遅かった、遅いと思い込んでしまった、その人はあきらめと恨みの中、自分の身体と戦ってしまう。

これは負のサイクル、正のサイクルです。

食事を良くしていくと、正のサイクルを作りやすくなります。

人間（日本人）が生きていく為に必要な食事をこだわって摂ってください。

1、自然のものをバランス良く食す
2、旬のものを摂取するようにする
3、お茶は番茶やほうじ茶を主体にとり、なるべく農薬を多量に使わないもの（低価格のものはさける）
4、人参や大根、ゴボウなどの根野菜、ゴマやキノコなど色が黒いもの、青

（色の濃いものが望ましい）の野菜

5、しょうがを多めに、薬味を使う（薬味は多量に摂り過ぎると胃や腸に負担をかけるものもあります）適量を毎食、心がけてください

6、乳製品や牛肉はなるべくとらないようにする。（大好きなものの場合は、自分へのご褒美の時、多量でなく摂取する）

7、インスタント食品や、すぐに食べられる安価なラーメン店、ファーストフードやファミリーレストラン、牛丼店、コンビニ弁当やおにぎり、弁当屋はできる限り避ける

8、調味料に注意する。醤油や酢、ドレッシングなどに、アルコールが入っているものは避ける。自然の食品でないカタカナの書いてあるもの（食品添加物）はなるべく買わない

小児がんが流行ったり、成人病が若年化している理由は、やはり食事なのだと私も思います。

気を付けていても、口に入ります。その時は多少のストレスだと思い、自分の身体を信じてください。

身体に良くないものを摂取すれば、それだけ余計に肝臓（処理）腎臓（排泄）を働かせます。アルコールも同じです。ストレスも少しであれば免疫になります。一度に多量は内臓を一気に痛めることにも注目してほしいです。

自律神経を意識する

自律神経には「交感神経」と「副交感神経」があります。
「交感神経」は元気になる神経で、「副交感神経」はゆっくりできる神経です。どちらが、過剰でも、少なくてもバランスを崩します。

精神的ストレス（思い悩んだり、ショックを受ける）や身体的ストレス（運動や労働）外部ストレス（寒さや暑さ、空気汚染、食事の中の添加物）、これらの物を多量に受けると、交感神経は過剰に働きます。脈や血圧が上がり、血色も良くなります。不眠になったり、落ち着いていられなくなります。

逆にストレスが全くかからないように身体や心を休ませると、副交感神経が過剰に働きます。ぼーっとしてやる気がない。ウトウトする。頭が働かない。代謝が下がり、血圧も脈拍も下がる。しかし、これを続けると、ストレス耐性が下がり、ちょっとしたストレスをクリアできなくなります。

大袈裟に言えばそんな感じですが、ちょっとしたことの積み重ねが、この自律神経に少しずつ働きかけていることを知らねばなりません。

自律神経は振り子のようなものです。交感神経が過剰に働けば、身体は休もうと思い、副交感神経を働かせます。

その自然な流れを無視し続けてしまうと、身体が耐えられなくなった時に、悲鳴を上げて倒れてしまいます。寝不足で何日も働き続けたなら、それの倍の時間を費やし、身体を癒すことを考えましょう。これを自律神経のリセットと呼んでいます。

ある意味、病気になってリセットしているのだと思います。生活を変えないと、病気とは暮らしていけないからです。

自律神経訓練法の必要性

「なんとなく体調が悪い」「頑張りたいのに頑張れない」「気分が沈む」「眠りが浅い」「のどが詰まったような感じが続く」ということを経験したことがありませんか。

普段、私はストレスを感じないし、前向きだし、病気にもなりにくいし、と思っている人ほど、気が付いたら、「自律神経失調症」という病になっている可能性があります。

この病気は独立をしていたらわかりやすいのですが、ほかの病気も併発して隠れてしまうことがあります。

病気というのは、自分が病気だな、または医師から宣告されるか、自分が認識しなければ、自覚しないものです。

実際、気が付かない状態で仕事を続けている人もいます。仕事のストレスが増す中で、自分の身体をかえりみなければ悪化してしまいます。反対に、ストレスが減ることで、知らず知らずに良くなってしまう病気もあるわけです。

自律神経失調症という病は、これの代表かも知れません。

世間では、がんの早期発見やその他の病気も早期発見を素晴らしいように言っていますが、発見できた時の生活習慣の見直しや、その病気が良くなるように、道しるべをしくことは、医療全体においても、まだできあがっていないように感じます。

そこで、自分で病気を予防する方法を身に付けて頂きたいと思っています。

その一つに「自律神経訓練法」というものがあります。

やり方は次に紹介します。

自律神経訓練法の仕方

まず、ご自分がリラックスして落ち着ける場所を見つけます。

できれば、定期的に続けることをお勧めします。自律神経失調症でない方も、自律神経を鍛えた方が体調が整います。

仰向けになってやる場合

両手を広げて大の字になります。手のひらは上に向け、肩の力が入らないように注意します。

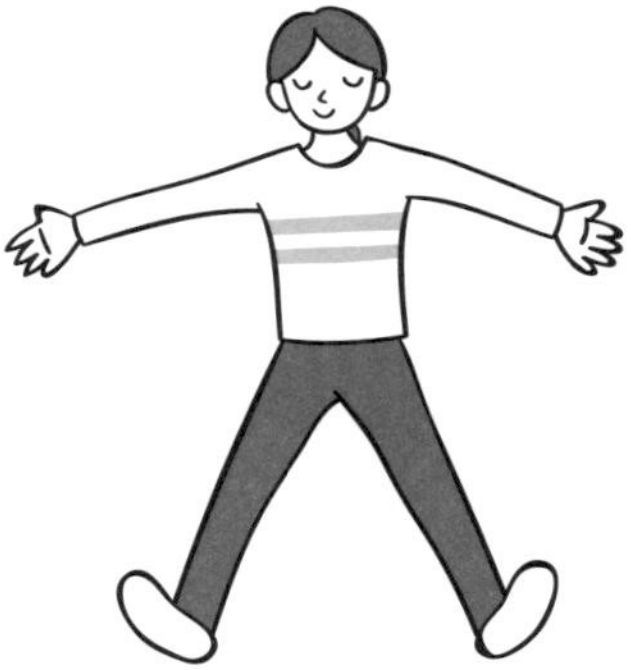

椅子に座ってやる場合

両手を膝の上にのせ、肩の力を抜き、足は肩幅に広げます。

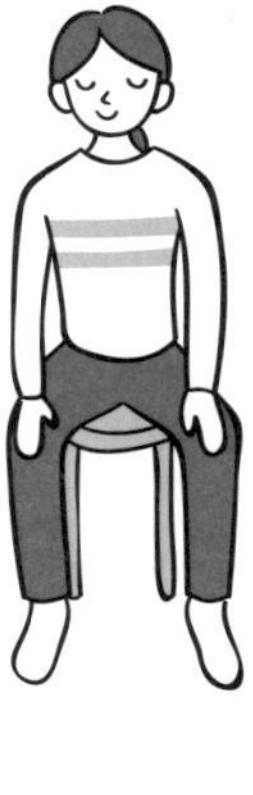

1、まぶたを閉じます（音楽があれば音楽を流します）

2、呼吸に意識を向け大きく呼吸を続けます（吐く息を長く、深呼吸をします）

3、「だんだん右手が温かくなる、だんだん右手が温かくなる」手に意識を集中して手の先に血液が流れ、温かくなってくるのを感じてください。利き手の方から順番に温かくなるのを感じましょう。右手、左手の順番に温かくしていきます

4、「だんだん右足が温かくなる、だんだん右足が温かくなる」足に意識を集中し足に血液が流れ、温かくなるのを感じます。右足、左足の順番に温かくしていきます

5、身体全体が温かくなり、顔のあたりには、さわやかな風が流れるのを感じます

6、今度は右手から順番にだんだん重くなっていきます。「右手がだんだん

重くなる、右手がだんだん重くなる」右手→左手→右足→左足→体幹の順にだんだん重くなっていきます

7、身体が温かく、地上にしっかりついているのを感じながら、気持ち良いことを味わいましょう

最初は難しいかも知れませんが、練習すれば大丈夫です。自律神経は動と静を併せ持ちます。静をコントロールできれば、動もうまく動きます。良く眠れ、良く働ける、新しい自分を楽しみましょう。

ストレスと自律神経

自律神経について説明してきましたが、自律神経を安定させせると、生活も安定します。方法についてはお伝えしましたが、きっとなかなか訓練を続けることはできないのではないでしょうか？

そして訓練をしていくこともきっかけがなければ難しいですね。ほかに自律神経を安定させる方法がないものか、と思われる方もあるでしょう。

自律神経を安定させるには副交感神経を上手に働かせることです。その為にはリラックスを定期的にしていき、これまで溜まってきたストレスを削っていくことです。

ストレスという、わかるようでわからない謎の存在には、ストレスを感じる人も、感じない人も被害を受けます。

感じる人は、コントロールさえできれば上手に暮らせます。しかし感じない人は、ストレスの存在に目を向け、自分に聞いてみることを続けないと、様々な症状や病気を引き起こす原因になります。

ストレスと全部まとめてしまいましたが、生きていること自体がストレスになることがあります。空気、水、食事、建物、季節、人間関係、災害、仕事、すべてがストレスに関係します。

空気は大気の汚染や排気ガス、田舎なら農薬、私にとってはたばこの煙もあります。水はカルキや化学薬品など。食事は食品添加物、建物に塗料や接着材など。季節は寒さ、暑さ、季節が変わっていくだけでもストレスになります。人間関係にストレスを持つ人も多数います。災害は被害にあった本人はもちろん、想像するだけでもストレスになります。

ストレスとは、その人にとってさまざまなものです。生まれた時から何不自由なく暮らしてきている現代人は、ちょっとしたことでストレスを受けてしまうようです。

私としては、多少のショック療法も必要ではないかと思っています。無理のないストレスを与え続けて、乗り越えていく、そんな感じです。人間努力すればたいていのことは乗り越えられますが、一度に多量のストレスを受けてしまうと、精神や身体が破壊されるように病気になってしまうようです。さらにストレス回避し過ぎても、病気を引き起こしてしまうので要注意です。

結論から言いますと、無理し過ぎても、怠け過ぎても、病気の種にはなる！ということです。

できれば自分にとってのストレスとリラクゼーションを考え、ストレスを受けたなら、同じくらいのリラクゼーションを受けることをお勧めします。

自律神経を病んでしまっていたなら、自律神経を安定させるまでは、なるべくリラクゼーションを主体にして頂きたいと思います。そして治療と思い、自律神経訓練法を毎日やってください。

病気を遠ざける生き方

病気になりにくい暮らし方を目指す上で大事なことは、こだわり過ぎを辞めることです。

実は、必要のないことにこだわることが良くありません。

ラーメンを上手に作るとか、蕎麦の打ち方とか、製品を作ることにこだわることはとても大切です。

仕事にこだわる、それはとても良いことです。心を無にして仕事に打ち込む、それは人を育てます。

しかし、ちょっとした、どちらでもいい、自分だけのこだわり、心のこだわりは要らないものです。

人はこうでなければならない、こだわりをみんな持っています。

このこだわりがあまり良くないものであれば、病気になります。そして、そこから人生の勉強が始まります。

病気になってからも、そのこだわりについて自分で向き合えない心を治していかなければ、後遺症をずっと引きずってしまいます。

ただ人間には寿命というものがあるので、それが先に訪れるかも知れません。寿命を全うできれば、本当にありがたいことです。

姿勢と呼吸法

私たちは訪問看護をする時、リハビリをする時、先ず呼吸法に力を入れています。

呼吸は内臓機能を良くするとともに、筋肉を発達させる、有効な治療です。元気、病気にかかわらず、呼吸を皆さんされています。できていなければ、生きられないのですが、ちゃんとできている人の方が少ないようです。

「呼吸しにくい」「脈が浅い」「ドキドキする」「冷える」「オシッコが少量しか出ない」などの症状は、呼吸法がしっかりできていない可能性が高いです。

何が終わりで始まりかわからない病気の治療法には呼吸法がとても良いです。

他の内臓は自分の意思で動かすことができません。しかし、呼吸器だけは自分の意識で動かすことができます。

そして、心臓をはじめ、胃や腸や肝臓、腎臓など、臓器にも良い効果を必ず与えてくれます。

健康への近道は身近にあります。

50年生きてくれれば、50年の病気の種と健康の種を持っています。

種ではイメージがつきにくいので、地層をイメージしてください。身体に良い生活をしていれば、良い地層がたまり、悪い生活をしていれば、極悪の地層がたまる感じです。考え方にも影響されます。

姿勢と呼吸が正しければ、極悪の地層が変化していきます。何らかの不調がある方は、姿勢と呼吸を見直す機会を作って頂きたいです。

できている！という人はかなり健康です。維持していきましょう。

自分ができるようになっても、誰かに教えるのは至難の技です。

その誰かはそれを必要としなかったり、時期でなかったりします。

どんなことも、その誰かの気持ちを優先する必要があります。

病気になる！それは、今までの生活を根本から変える必要があるので、病気になると考えてみてください。

そう、病気になったから始まりなのです。

まず、じっくり休むこと。それから、病気が良くなる考え方をします。きっと、勉強が必要です。

そして一番大切なのは、素直に自分の身体に良いことを続けることです。

私は、①正しい呼吸法、②リンパを流す、③筋トレをする。これが、三種の神器だと思っています。

食事や睡眠、その他の治療はその後か、同時並行でされることをお勧めします。

それでは正しい呼吸法から、姿勢を正し、お腹の丹田と呼ばれる場所に、ピンポン玉くらいの気を意識します。

その時、頭を天井からピアノ線で吊られるように背筋を伸ばし、お尻はしめて、引っ込めた状態にします。肩の力をぬいて、自然に手を下ろします。

口を軽く開けて、歯の間から、少し息を出します。

鼻から無理なく吸って、同じように歯の間から息を長くゆっくり吐きます。

吸う息の2～3倍の時間をかけて、息を吐く練習をします。

あまり型にこだわらず、リラックスできていれば大丈夫です。

息を吐く時には身体の中のいらないものや、いらない思いをしっかり吐き出し、吸う息には光や良いエネルギーを吸い込む意識をしていきます。

何回くらいやったら良いか、聞かれることがありますが、食事の五分前から始めることをすすめています。

決めてしまわなければ、怠け心に負けてしまいそうだからです。

身体の調子が悪くて動けない人は、マイナス感が生じた時にやり続けると、マイナス感を消すことができます。

もちろん、マイナス感を減らしていく努力もできるようになります。

できる人、意志が強い人は、時間が許す限りやり続けると、早めに効果が現れてきます。

治療哲学

もしあなたが治せないと考えるなら、あなたは治らない。

あなたがどうしてもと、考えないなら、あなたは治らない。

あなたを病魔に勝たせたいと思っても、あなたが勝てないと考えるなら、あなたは健康への勝利を得られない。

もし、あなたがいい加減にやるなら、あなたは全快しない。

あなたが病魔との戦いに勝つには、

「私は必ず治る」

「あなたは必ず治るんだ」

という、お互いの強靭な信頼によって始まり、その絆が遥か、宇宙の波動を呼び覚ますことによって決まるのだ。

体調管理

自分の体調管理にはコツがあります。


【日々の勤務の仕方】

その日の始めに、「さあやるぞ」とかけ声をして、終わりに締めくくりをする。

メリハリをもった働き方、目的、目標をもった行動、正しい評価。

テキパキとハキハキと笑顔で、働く。


【休みのとり方】

悪いことや反省点を休みにとりこまず。運動やリラックスを心がけ、睡眠はじゅうぶんにとる。

調子を崩した時の休み方。

関係者に事情を話し、お詫びを伝える。

「昨日から熱が上がり、勤務ができそうもありません」とお休みを頂き、回復してから「ありがとうございました」とお礼を言いましょう。

チームで仕事をしていることを理解し、できることは相談の上やります。締めくくり、報告まで忘れずに行いましょう。お礼は直接会うか、電話で伝える。タイミングを逃さない。

使命があって生きている

私たちが良く耳にするのは、

「急に病気になって、長くこんなに大変な治療をやり続けて、医師はこんなんで、看護師はこんなんで、私はこんなに大変だった」

「早く死にたい、生きていても辛いだけ」

だいたい、ご自分がどんな気持ちで病と闘い、どんな治療をどのように受けて、うまくいかなかったことを延々と話されます。

この中に参考になる話もありますが、プロフェッショナルにもけっこうきつい事があります。話が止まらない人ほど、認知症の症状が出ていたり、人をよく攻撃する、自分勝手な人だったりします。

自分勝手な人の病気は治りにくいです。悪い方、悪い方に自分からすすめてしまうからです。（知らず、知らず）

言葉は大切で、悪いことばかり言うと、悪いことが起こります。だから、辛いことも多いと思いますが、前向きに発言し、前向きな動きができるよう、訓練しましょう。病気をすることで良い生き方を学ぶ。良くなったら自分のやり方で成功しているという証拠です。

愚痴や不満に解決策を加えると、意見になります。すると同じ言葉でも、前向きになります。無理な前向きはしんどいので、自然な前向きで、自分自身に素直にお願いします。自分に素直に今の状態で使命を見つける。

病気は治る？

結論から言うと、病気は治ると思います。しかし、その性質について、原因について、病気になった本人が勉強せねばなりません。そして、自分自身と向き合い、助けてくれる、できればそれを職業にして、経験を積み、さらに研究をしている人を謙虚に見つけ出し、頼ることです。1人でなくて構いません。ただ自分が納得して、心穏やかに話ができる方がいいです。病気の本質は、自分の中にある考え方や生活だから。そして、病気と健康は紙一重でもあります。私的には医師が診断したら病気になる、もしくは、自分自身が認識すれば病気になります。ならば、生まれながらに病気なのは一体どういうことでしょうか？

素直に自分の身体の変化を感じ、どんなことがあってもマイナス評価はしません。事実をつなぎ、冷静に判断します。そして、自分の体質を改善することや、病気を治すということは、事業を成功させることとも似ています。

第2章

自然体の生き方

真面目は良くない！

ずっーと、真面目と言われてきた私が、今年になり肩の荷をおろして、真面目でなくなりました。

ある人のおかげです。

真面目とは、自分自身にも周りにもプレッシャーを与えることになります。

真面目とは、思い込みだったりします。


魔女の宅急便の主題歌で、ユーミンの「やさしさに包まれたなら」に「目に映る全てのものがメッセージ♪」というフレーズがありますが、これを実践したら、真面目は良くない！とわかります。

まず歌をよく聞いてみてね。

自分は真面目じゃない！、という方は大変要注意です。

なぜなら、わたしもずっとそう思っていたから。

真面目は全く褒め言葉ではありません。

楽に生きていくことをお勧めします。

自然体で生きる

人間は様々なプライドや凝り固まりがあります。

鍛えていくと、正しいこと、正しくないことが見えてくるので、自然体で生きることができるようになります。

この鍛えるというのが、皆さんなかなかわかりにくいようで、心の目を磨いて、自分以外、皆師なりという気持ちで、一生懸命頑張ります。（特に仕事を）そして、もし誰かが意見してくれたり、叱ってくれたら、有り難くそれを聞き、改善してください。ありがたいことも、タイムリーでなくとも表現できるようになると、一段自分が育ち大きくなったことに気がつきます。鍛える時も、なるべく、努力はするが、楽天でいきましょう。

人生は案外単純な物です。生きているだけで嬉しいなら、あとは全部プラスです。幸せなんです。家族がいる、足が動く、食べ物が美味しい、全部プラスです。

今で十分幸せだけど、進歩しないと退化していく。人間は、夢を持って進化していかねばなりません。

頑張って進化しましょう。

自然体で生きることは難しいですが、それに気が付くことが幸せなことだと思います。

ただ、知識や技術が乏しい間は、一生懸命、切磋琢磨し、ライバルと戦い、負けたり、勝ったりしたほうが良さそうです。

目標は目の前でなく、10年後の自分が良いでしょうね。

ただただ目標に進むだけでなく、人生を楽しむことも大切だと思います。

目標も持たず楽しんできた人は、一生懸命頑張って生きることをしていかないと、思わぬ落とし穴に足元をすくわれることになるようです。

気をつけましょう。

薬に頼らない

近年の夏は、溶けそうな暑さになって、夏バテに気をつけないと、体力はいつ下がるかわからない。体力をつけるとともに、怖がらないようにしましょう。自分自身が負担になることを、はっきり自覚できるには、失敗をしないと難しいです。

まぁ、失敗というのは、寝込むことでしょうか。

私は超体調不良の時でも、どんなに身体がしんどくても、起き上がれない状態になるまで、寝込むことはしませんでした。

しかし、最近は心も身体も素直になって、すごく疲れた場合、ショッキングなことが起こった場合、寝不足が続いた場合は、素直に熱を出したり、めまいを起こしたりします。

1日か2日では回復するようになりました。

その問題が解決して、2〜3日後に症状が起こるような仕組みになっています。

以前はこうなると、気を抜かないよう頑張っていましたが、今は調子が悪くなることが、私の勉強になっています。

自然に生きて、自然に過ごし、自然に調子を崩す、それを目標にしています。寝込んでいうことの聞かない身体を重たく引きずりながら、楽しいことを考えられるようになれば、自分の免疫力で身体を治すことができます。

私は薬の一切を、どんな時も飲みません。だから早く治るのだと思います。

10代20代30代は病院にどっぷり浸かり、薬にたよっていました。

身体はそれで悲鳴をあげました。若い時はなんとか乗り越えた、そんな感じです。

自然療法　安保徹先生の話

私は24時間仕事の虫でした。

自分の時間は一切なく、スタッフの管理とお客様の管理、自分自身もケアをする。

さらに営業活動と、何もかも全力でやってきました。あまり全力を出し過ぎると、私自身も、周囲の人もとてもしんどいものです。

ある時、父が10年の介護の末、他界し、自分自身が病気になりました。周りでも病気が続出しました。

(片腕だった友人の病気、オペ、そしてその当時の師匠が他界しました)

自分自身の身体がいうことを聞かなくても、ムチをうって働かせることができました。

しかし、余裕がなくなると、誰も叱咤激励はしてくれません。

ずっとそれで頑張り続けていたのですが、営業先の鍼の先生が、貴方の症状には鍼がいいと思うよ、と言ってくださり、試してみると、だんだん身体が軽くなっていきました。

それが私と自然療法のお付き合いの始まりです。

医療と仕事にどっぷりだった私は、新しい分野を見つけることができて、とても視野が広がりました。

特に、安保徹先生の「医療が病をつくる」という本を読んで、衝撃を覚えました。わたしの信じてやってきたことが、ガラガラと音をたてて崩れ落ちてしまった。

腹立たしくショックでした。

目からうろこの悪いバージョンです。しかし、これまで疑問だった点も同時に解決し、患者様との関わりが変わりました。

一皮向けたような、しかし当時は対応に迷うばかりでした。

今は勉強が進み、説得力も安定感もでき、私も幸せです。私に出会う皆さんもきっと幸せになると思います。

病気を治すには、日常が大切

皆さん、病気になって驚き、早く治そうとされますが、日々の生活の中での節制や日頃の考え方がとても大切です。

若い時から、努力をしない、前向きに考えない、性格を直さない人は、病気になってても治りにくいようです。

若い時に、人生を変えるくらいの努力をした人は、自分自身に負けない、気

力を持っています。もちろん無理して、自律神経を痛めてしまっている
こともあります。が、本質を見る目を持っています。

若い人は、今できることをきちんと努力した方がいいですし、ある程度経験を積んだ人は、身体が元気なら、適度な運動や食事療法をやった方が良いでしょう。

そして、病気を予防して、できなかった場合は、徹底的に勉強して、自然療法をする。それが大切です。

薬や手術や検査も勉強です。身体が心が治療を受けて勉強します。ただ命に関わるのなら、良く考えて、これらを受けない方が賢明でしょう。

なぜなら、人間は動物だからです。不自然に科学的にできたものでの、根本治療法はないと考えるのが自然です。

難しいけど、解れば簡単です。

病気は治らなくても良しとする

30年医療にかかわる仕事をしてきて、いろんなジレンマの中で生きてきました。そこで最近思うのが、病気と寿命は違う、ということです。

心臓病になると、食事量も制限され、水分や運動量も制限されます。もちろんタバコも吸えません。血管が収縮するからです。

さぁ、心臓病になりました。最初はみんながいたわってくれて、わがままも聞いてくれます。しかし時間がたてば自分自身が身体に耳を澄ませ、身体の声を聞かなければ改善しません。

受験勉強に似ているかも知れませんし、受験勉強よりもとても簡単かも知れないし、とても難しいかも知れません。

心臓病で一番多いのが、心筋梗塞です。

子供の時から心臓病と言われている人の中には、刺激電動系の異常もあります。どちらにしても、心臓が動かなくなると、全身に血液が流れなくなり、死に至りますのでとても厳しい病気です。

心臓病に次いで大変なのは、脳の病気でしょう。脳梗塞、脳出血、脳腫瘍、ある意味心臓病よりも大変な時もあります。麻痺、しびれ、嚥下《えんげ》障害、言語障害などの後遺症、障害が残ることが多いからです。

脳は摩訶不思議な器官で、目や鼻や耳をはじめ、全身の器官に神経でつながっています。神経は筋のように複雑につながっています。外傷などで神経が切れても、うまくつながれば、また神経が通うようになります。

摩訶不思議なのではっきりしませんが、脳の血流が途切れても、手や足を機能訓練し、トレーニングすれば、血流も再開できるようになります。

脳梗塞の現在の治療法としては、抗凝固剤を点滴し、落ち着けは内服し、もう一度、脳梗塞を起こさないよう、安静にしていく、血圧が高い人は降圧剤を投与され、血圧を下げることで血管が与えられる、圧力を弱め危険性を下げています。

早期発見、早期治療が一番とされています。

私の経験からは、血圧を下げても、安静にしても、点滴や内服治療をしても、脳梗塞の種のある場合は、その脳梗塞を回避するのは難しいと思っています。脳梗塞や脳出血をおこす。それは起こしやすい生活、性格、遺伝だった、という事実を見てきました。

脳梗塞や脳出血を起こした方に聞くとよくわかります。

脊髄液を流すと、脳への血流が良くなります。どうするのか、ストレッチや体操、マッサージなどで肩や首回りの筋肉をほぐします。

脳梗塞や脳出血の方は責任感が強く、真面目な方が多いです。上手くいかないちょっとしたことを思い悩み、マイナス感を持ちます。マイナス感や、不安は身体に良い影響を与えません。血流を悪くして首肩腰などの筋肉を硬くします。硬くなった筋肉の周囲は血管もリンパも流れにくくなります。

血流が悪くなると、悪循環が始まります。悪循環が溜まり、溜まって病気が発症します。病気が発症した時は、その衝撃だけが襲いますが、病気になる前の生き方が影響を及ぼしていることに気がつけば、自分の病気の治し方を想い描くことができます。

事の本質がそこには大切で、上っ面しかわかっていなければ、辿り着けないかも知れません。

病気になったら、生き方を改めるものと考えると上手くいきます。

皆さん長く病気を患っておられるとわかりますが、どんな病気も完全に治ろうとすると、無理がたたり、新たな病気ができたりします。長年かけて作られた病気は、なかなか0にはできないものです。

可愛い自分自身の分身のように優しく扱って、大事にしていくことも必要で、忘れ去ってしまうことも必要です。

なかったことにしてではなく、病気を認めた上で、生きて行く糧を他に見出して忘れるようにします。ちょうど車の運転をするような感じで、前は仕事や趣味で、病気は後ろを振り返る感じで気にして、治療や身体に良いことをやったほうが良さそうです。

熱中できるものを作り、体調も振り返りながら、管理していきます。年は重ねて行くので、体力づくりは必ずいるでしょう。

熱中できるものを身体を動かすものにしていき、いつのまにか病気が治った人もいます。

自分らしく、無理せず、爽やかに頑張りましょう。

元気はどこからくるか？

子供が元気に暮らすのも、お年寄りが元気に過ごすのも、当たり前の姿だと思います。それが幸せです。

この元気とは、どこからくるのでしょうか？

神様が与えてくれた、と考えるのが、一番納得できます。

ただ、ずっと元気だったなら、当たり前になってしまい、あって当然のもので、なければ不平を言ってしまいます。しかし、病気や怪我、その他災難に見舞われた時、元気のありがたさを実感することができます。

病気、怪我はなぜするのか。元気を当たり前に思っている人に振り返る機会や考える機会を与えてくれています。自分たちがどうすることもできない災害や地球滅亡すらも、そうかも知れません。

世の中には「原因と結果の法則」が存在し、原因のないところに結果は存在しないし、結果が悪ければ、必ず原因が悪いからです。

自分に不幸が訪れているのなら、何らかの原因が自分に存在します。

だから、元気は自分でつくるものです。


元気とは、自然に笑顔になり、毎日が楽しい状態です。

身体が元気（なにも病気がない）で軽い、前向きで、やりたいことがいっぱいあり、幸せです。

できれば、人生をずっと元気で過ごしたいですが、そうはいきません。

体調を崩し、病気になって、日常生活や考え方を見直します。

そして、本当の自分にとっての元気を手に入れます。

元気を自分でつくるには、長きにわたり、生活を節制しなければなりません。

よく聞くのは、「タバコやお酒をやめるなら、死んだほうがいい」です。

嗜好品は悪くても、その分他のことで節制する方法があります。タバコを止められないなら、たくさん野菜を食べて、適度に運動し、マイナス感を持たないように生きれば、吸わない人より元気でいられます。

大好きなものはなかなか止められません。他のことで節制できないなら、元気の為に大好きなものを諦めることもいると思います。早く死にたくても、病気になってからの人生が長い方も沢山いらっしゃいます。

お年寄りで元気な方は、今の自分を楽しんでいます。でも、残念ながら、皆さんが楽しまれているわけではありません。

年を重ねると、元気だった頃に戻りたい、今は辛い、若返りたい、などの言葉をよく聞きます。

今の自分を楽しんでいる方は、今が一番いい、昔も良かったけど、今の自分も好き、とおっしゃられています。そして若い時から、または病気をされてから、正しい生活や生き方をしていく必要性を痛感して、元気を保つ努力をしています。

私も、その中に入ります。元気で若さを保ち、楽しんで生きていきたいです。

免疫があると病気になりにくい

病気や体調の悪い方のほとんどは、リンパの流れが悪くなっています。同時に自律神経が乱れて、免疫力が下がっています。

栄養が腸からうまく吸収され、自律神経（交感神経と副交感神経）が正常に動き、赤血球やリンパ球が沢山できれば、自然と免疫力はあがります。

リンパと血流をうながすと免疫はアップする。（マッサージ、ストレッチ、

運動により）

本来自分で運動やストレッチをするのが良いのですが、一度リンパがつまってしまうと、自分では流せないものです。身体が運動する体力を持たない、可能性があります。だからプロフェッショナルにリンパを流してもらいます。

定期的に自分の身体と向き合い、無理をさせない、ゆったりできる、時間を作ります。

訪問看護ではその時間をつくること、治療を受けながら、自力で病気を良くする為の方法をみなさんにお教えします。

身体は優しくしてあげないと、良くなりません。

今まで無理をさせ続け、耐えきれなくなり、ご病気になる。

マイナス感ばかり持って、ストレスをためる考え方をして病気になる。

遺伝的なことで病気になる。

病気になるのは、こんな事情が積み重なっています。

正しい免疫力の上げ方

免疫というと、何を思い出しますか？　私は健康と美容をイメージします。美しくなりたい、格好良く見せたいと思っている人は多いと思います。ダイエットをするのも、それが狙いです。免疫力が強い間は努力すれば、綺麗に美しくなるかも知れません。

ただ、老化が始まってくると、若い頃と違って短期的な努力では、美しさや健康は取り戻せないと思います。

やはり、身体の底力が免疫力です。

とってつけた美しさではなく、身体の底からの美しさです。

病気は、神様が与えた試練で、勉強の場です。ある程度、若い時にその試練を乗り越え、強い身体と精神を作っていると、弱い人の気持ちがわかり、一人で生きているのではないことに気がつきます。

もちろん、免疫（身体の底力）についても、ずっと屈強な身体でいられない、というのは、皆同じだと思います。

病気になった時は病気に従い、病気に逆らい、良くなっていく方法を模索していきます。身体の調子や心の調子に耳を傾け、休む時と努力する時のメリハリをつけます。

これもシンプルに判断します。

シンプルな判断とは、良い思いで、良いことをやっていれば、必ず良い結果が生まれるということです。

免疫力を上げようと思っても、間違えたやり方なら、免疫力は落ちます。本質的に良くなる方法でないと良くなりません。

流行り廃りに左右されない、自分らしい正しい方法が大切です。その為の勉強も必要です。

勉強する余裕がない方は、その前に意識を変えたり、準備を落ち着いてしていくと、無理なく免疫力を上げることができます。慌てる、急ぐ、自分勝手に対応する。これら全ては免疫力を下げると、思ってください。

ゆったりして、リラックスをしていたり、無理のない運動をしたり、「幸せだなぁ」とか思うと免疫力はかなり上がります。

食べ物や飲み物は、身体を作るものなので、かなり影響があります。免疫力を上げる食物は、まず良い野菜、良い卵、良いお肉に良い魚、ただ良いと書いてあっても、自然のものでない場合や古くなって酸化していることがあります。

良いもの、自然の新鮮なものでないと、逆に免疫力は低下します。

免疫力を上げる方法

1、自然体で生きる
2、自然の物を頂く
3、正しい努力をする
4、風邪や病気になった時、反省し、生き方を見直す
5、適度な運動をする
6、早寝、早起きをする
7、プラス発想を身に付ける
8、良い人間関係をつくる

これは、美人を作る方法と一緒だと思います。なかなか続けられませんが、頑張りましょう。

健康で、幸せである為、私たちは生きています。ただ、見るものや知るもの、自分が好むものは、まやかしが多いことも知っておくべきです。

物事の全体を見ると間違えていても、一部を見ると正しいことがあります。カップ麺は凄い発明だと思います。しかし、自然ではありません。カップ麺を沢山食べると、肌はガサガサになり、様々な体調不良を呼びます。

カップ麺に食物繊維やコラーゲンを足しても、決して綺麗になりません。健康を維持できません。

食べてはいけないことはないのですが、しょっちゅう食べると身体が悲鳴をあげてしまいます。

胃腸の健康を引き換えに、カップ麺を食べるという、選択肢もありますが。

お弁当やお惣菜にも、注意が必要です。

お弁当やお惣菜には基本、保存剤が使用されています。だから賞味期限が長くても、腐らないし、配送しても大丈夫です。

胃腸が弱っている時、免疫力が下がっている時は、消化に悪い保存剤はさらに身体を痛めます。

もちろん体臭の原因や口臭の原因になり、肌がくすんだりします。

私たちは自然の命を頂いています。腐らないもの、細菌が繁殖できないものは、食べてはいけないものだと思います。

身体に蓄積され、身体の負担になると考えるのが自然です。

私も20代で実家を出てからは、特に、コンビニやカップ麺のお世話になっていました。

味付けや素材にもこだわって、便利で、良いこともあります。

ただ女性の厄年になって、免疫力が下がった時に初めて、今までのツケが回ってきました。食事以外のストレスも高く、身体中が体調不良になりました。

重石を載せている感じで、身体の自由がきかなく、運動しても続かない、いつもだるくて、重たくて、しんどい状況です。足の浮腫みも顕著で、靴のサイズが2センチ程大きくなりました。

その時、一番問題だったのは、「もっと悪くなったらどうしよう」という不安でした。

不安は不安を呼び、起こるかも知れないことを想像しては、身体を追い詰めます。

人間は「思い」の力で生きています。不安は不自由な身体や病気を呼び、安心は幸せを呼びます。

安心と楽観も違うので、この「思い」の力を理解できれば、より健康に感謝しながら、幸せに生きられます。

若くて元気な間に苦労して理解すると、人生の幸せが長続きしそうです。

免疫と美しさや健康は切っても切れない関係であることが、わかっていただけたと思います。

美しく健康で生きようと思えば、免疫力を上げるということです。びっくりするくらい若い方はこれを実践されています。

玄米菜食にすると、がんや様々な病気と闘える、免疫を備えられるらしいです。良い水と玄米、小豆、野菜、身体に良さそうでしょう。さらに楽しみもなければ、長続きしません。カチカチにならず、ゆとりを持って、食事を楽しみながら、頑張って行くのが一番です。

健康な身体を維持するのも、病気を良くするのも、楽しく続けたいです。

病気の克服と会社経営

先日当社の税理士の先生のご紹介である、堺のお豆腐屋さんに行きました。お伺いすると、「いらしゃいませ」の声と笑顔がむかえてくださいました。お店に招き入れられ、お客様が書いて行かれたという、和紙でつくられた何ともほのぼのとする、お客様の感謝が綴られているそれをみて、このお豆腐屋さんの温かさがわかりました。

様々なお話を長時間お聞きしましたが、看護師として、経営者としての私には、病気を克服することは大変難しいですが、会社を立派に育てることも、病気を克服することも大きく変わらないと考えています。

世の中で大きな会社の創業者の方々は、世の中の為に自分が何かをしなければと考えています。そして行動を起こし、大会社へと育て上げています。ただ何かをしただけでは大会社にはなりません。その社長である、かじ取りをする、自分自身が本物を知らなければ、無理なんです。

病気も自分を知り、自分にとって良い、本物（療養）を必要な期間続け、克服するまで頑張り続ける必要があります。

これを聞くと、やはり会社の経営とよく似ている気がしませんか？

「病気を克服する」「会社を経営する」どちらにも、かなりの覚悟と努力が必要です。

この安心堂白雪姫のお二人にお会いしそれを思いだしました。

「豆腐が有名な方々に引き合わせてくれて、今の安心堂がある」と言われていましたが、お届け物のお豆腐の中に、一枚ずつ手書きの絵とお手紙を添えておられたり、心のこもったおもてなしをされたり、お豆腐を売りながら、優しさと愛情を売っておられるんだなあ、と思いました。

商売とは目先の利益でなく、その先のその先の良好な人間関係を作り続けるものだと、感じ入りました。

本当にありがとうございました。

食は自然から頂くもの

まず、ご馳走、卵系やお肉系を食べ過ぎない。

卵は魚の中でもちょっとしか入っていないのに、貪り喰うのは良くありません。

好きなので、少しは頂きます。子沢山の祈願をかけて。

お餅は消化には良いので、食べ過ぎなければ、大丈夫です。

私は胃腸が弱く、長年自己治療をして、やっと治し方がわかってきました。

病気は結果なので、稲盛和夫さんの能力（遺伝的要素）・情熱・考え方（マイナス感）が病気をつくります。

だったら、情熱がない人は、情熱を持って、マイナス感の人はプラス感にする。

これで、病気は治る方向に行きます。これまで作ってきた、人間関係や治療も勉強です。良くならないことはやめて、自分に合う治療をする。

情熱を持って自分からしないと、無理なのは、わかりますよね。

第3章

訪問看護が最先端医療!?

現在の医療事情

皆さんご存知のように、現在の日本の医療は病院に集約されています。国民皆保険でもあり、すべての診断も病院でしています。

自然療法のセラピストや整骨院の先生も医師の指示を仰ぎます。けがをしたり、病気をした時に下りる生命保険にも医師の診断が必要です。最後には医師による死亡診断が必要になります。

日本における生や死は医療(西洋医学)により管理されていることになります。当然、身体の不調や病気の前兆、怪我は病院に駆け込むことになります。いつもたくさんの患者様が押し寄せて、医師や看護師は一生懸命働いています。

救急車で搬送される場所も限られており、受け入れ先が少ない状況は社会現象のようになっています。よく聞く話は、救急車で運ばれて入院が決まった途端、「退院されたらどこにいきますか」「特養や老健、療養型の病院に面接に行かれたほうがいいですよ」と医師から言われることです。

病院は病院で在院日数の制限（急性期の病院で14日間）があったり、病室が確保できなかったりとかなり追い詰められています。

患者様はもっと追い詰められています。

病気になれば生活が一変してしまいます。動けなくなる、体力が著しく下がる、手術をすれば身体のあちこちに管が入ります。抗がん剤の治療をすれば、髪はぬける、下肢はむくむ、食欲も落ち、何もする気がなくなります。いろんな病気がありますが、前途多難と感じる人がほとんどです。

脳梗塞、大腿骨骨折、心筋梗塞、パーキンソン病、各種がんさまざまあります。メインの病気は一つだけとも限りません。いくつも持っておられる方がほとんどです。高齢になれば完治はほとんどできず、治療しても治りません。病気とともに生きることを、治療を受けながら、安静にしながら、リハビリをしながら、みなさん受け入れていきます。

しかし、病院には長く入院させてもらえません。

訪問看護のパイオニア

私の20代からの師匠の教えは、

「金を使わず、頭を使いなんでもする。人のできないこと、人のやれないこと、誰でもできるのにやらないこと、その虚をついた、アイデアと行動。それが、成功への道である」

というものでした。

本物を見極め、努力を続ける。

自分しかできないことは、世の中に即した、訪問看護ステーションのシステムを作り上げることだ！と確心したのは、10数年前だと思います。

看護師の中でも営業経験がある私は、新しい物を作り出した経営者である、業界のパイオニアの方々が大好きです。

石橋信男さん、松下幸之助さん、トヨタ自動車関連の方、稲盛和夫さん、沢山の方々の経験がつめ込まれた、本を読み勉強しています。

稲盛和夫さんが書かれた「生き方」の中で、本田宗一郎さんが「経営の基本は現場にある」と言われたそうですが、そこにいるはずもない光景が、私にありありと見えるのです。

もともとから、経営者の方はいないはずです。

自分を磨き、訪問看護をして、社会に貢献し、将来の富（お金や人脈、豊さ、幸せ）を手に入れる努力の仕方をやる気のある方々に伝えていきたいと考えています。

日本の医療はとても素晴らしいものです。

しかし、歴史的にみると、戦後始まった新しい治療法には、まだまだ進化や見直しが必要だと思います。

「死んでしまえば、人間は終わり」という考え方では、この世にいる間は何をしても良い、ということになります。

病気の方は「死にたい」とよく言われますが、そう思うのは、周りの問題だけでなく、自分の問題です。人間は自然児であり、自然に従わなければ、生命の維持だけでなく、子孫がいなくなるかも知れません。

医療にも自然治癒力をなくしては、病気は治っていかないものだと、大多数の医師は理解されています。

今の医療とともに、自分の身体の自然治癒力（免疫力）を上げるケアが必要です。看護師は、このことを皆さんに教え、そして実践して頂く窓口になっていくべきです。

私はもちろん毎日一生懸命説明し、やっていただけるよう話をしています。

当社のスタッフには、なるべく伝わるように研修しています。

現在の治療の大半は、早めに発見されたがんや何らかのできものができれば、①手術で患部を切り取り、②リンパ節郭清（リンパ節を切り取り）、③抗がん剤治療をし、④放射線治療をします。

「私は大丈夫だった。良い先生にあたって」という方でも、この4つのうち一つは必ずやっています。

実は、この方法以外の治療は教えてもらえない状況になっています。

ある意味、病気になることが人生修行と言われるので、治療をして勉強いるのか？と、私も看護師として自問自答を繰り返しながら、現在に至ります。

案外人間は強いので、身体を痛めつけて病気になって、さらに治療で痛めつけても、免疫力が下がるだけで、死にはなかなか至らないようです。

自分に合わない間違った生活、治療を続ければ、死に至るまで、辛い日々を続けなければなりません。

厳しいようですが、医師や医療の内容も含め、誰でもなく、ご自身が勉強して選ぶべきだと私は考えています。

訪問看護のお仕事

私たちは今日も患者様（利用者様）のお宅に訪問にいっています。

看護師と理学療法士と作業療法士がいます。

訪問看護は医療や介護業界においては、花形です。しかし、社会全体からみるとまだまだメジャーではありません。

訪問介護（ヘルパー）については、家事の手伝いをしてくれる、お風呂に入れてくれる、身体を拭いてくれている、おむつを換えてくれると、どんなことをしているのか想像がつきます。

しかし、訪問看護やリハビリについては、それに関わったことのある方以外は想像がつかないようです。

以前、駅前でチラシを配ったことがあります。

「もう間に合っている」と言われる方に「看護師がお宅に伺っていますか？」と聞くと、ヘルパーさんが来ているとのこと。

まだまだだなぁ、と思い、頑張らねば！と思います。

看護師はヘルパーと同じことができますが、最低でも3年は専門的に勉強して、観察眼とカウンセリング能力があります。

よって、ヘルパーさんと比べれば、その患者様の病状が落ち着く為のお手伝いができます。

説得力が違います。さらにリハビリテーションを効果的に行えるお手伝いもしています。

看護師の手当の力を使い、また、ご家族の手当の力を引き出すご指導もしています。

ただすぐ目に見えるものではないので、良くなる自分を実感してもらえることが大事です。

理学療法士、作業療法士のリハビリは脳梗塞の後遺症や膝関節症、股関節脱臼、腰椎圧迫骨折など、脳外科、整形、小児科にわたりお手伝いしています。

理学療法士や作業療法士の中にも、カウンセリング力が高い方もいます。

精神ケアをしてあげることで、身体機能に加え精神の安定が得られ、病気が良い方向に向かう方もあります。

私たちりゅうじん訪問看護ステーションの目指す看護、リハビリはご本人の力、免疫力を最大限に引き出せるようなかかわりを続け、その人らしい生き方をして頂くことです。

より柔軟になり、勉強を続けていきます。

訪問看護とはある方の言葉を借りれば、「究極のサービス」とのこと。物を売れば終わりでもなく、顧客満足度といっても難しいです。そのお客様にあたる方がご病気だったり、お年寄りだったりします。歳をとるということは不安であり、経験がないことが起こるものです。ある程度、柔軟でないと上手に乗り切れない可能性があります。

そこそこ病気の治療などされている方、身体を酷使しながら働いてこられた方は、自分の身体で体感していると思いますが、身体は心によって引っ張られ、心は身体に引っ張られます。

考えていることが、良い方向へ行く時は、身体も良い方向へ行きます。考えていることが、良くない方向へ行ってしまうと、身体も酷使することになります。過度な心配も身体を疲れさせます。

身体を使い過ぎると、前向きに考えられないほど疲労をします。適度な運動や睡眠、良好な食事を心がけると、健全な考え方を持つことができます。良くないサイクルをなるべく改め、良いサイクルを作り上げる、それが病気が良くなる近道です。

やはり自分自身が一番大切ですが、いろいろな方の意見を聞き、取り入れ、続けてみる努力が必要です。

そして、訪問看護はそんな方が力になってほしいな、と思った時に、助言や癒しの手伝いができれば一番良いと、考えています。その役割は看護師が一番、できると感じています。

もっともっと人生経験を積み、たくさんの人たちのお役に立てれば、こんなにありがたいことはありません。

訪問看護の導入

訪問看護に行くと、70代から90代の方が多くおられます。

初めて伺った時が一番大切です。

私たちがどのように訪問看護をさせてもらっているか、その時にどのような気持ち、態度で訪問看護を受けてもらうかも、お伝えしています。

私たちが初めて伺う時も緊張しますが、お客様である利用者様はもっと緊張しています。

自宅に人を呼び慣れていない方は、特に緊張されるようです。

ゴミ屋敷のお家。お掃除ができていない。精神疾患がある。生活保護を受けている。その他、多少引け目を感じておられるお家は、急いで踏み込まないように注意しています。

人間関係ができてから、じわじわと生活改善を進めてみます。

私たちが入ることで社会とのつながりができるケースも少なくありません。

中にはデイサービスやヘルパーの導入ができるケースもあります。

その方自身の縁とか運が大きく関係するので、私たちは気負わず自分のトークをしっかり準備して伺います。

何の為に、訪問看護を受けて頂くのか、どうなって欲しいのか、ご本人ご家族はどう思っておられるのかを理解するように努めます。

それをはじめに一緒に、時間を共有した人たちの共通認識とし、時間をかけながら、修正していきます。

そして利用者様やご家族の良い相談相手になっていく。

病気は自分が治すしか方法はありません。治らないなら付き合うしかありません。幸せな病気との付き合い方、治療の仕方を訪問看護師とやっていきましょう。

時代を担う訪問看護

これから、超高齢社会を迎えるにあたり、医療、介護の人手が足りなくなる‼と聞いています。

「訪問看護はこれから益々必要とされますね」と言われます。

でも、訪問介護とどう違うのか、わからない方も多数おられます。

行政側も、質の良い訪問看護ステーションを増やしたい、病院の代わりになって欲しいと、切に願っているようです。

高齢者の方がたくさん増えると、なぜ訪問看護が必要か？？

長年使ってきた身体は、疲労や生活習慣が溜まりに溜まって、老化していきます。すると、身体は重たくなり、疲れやすくなる。高じてくると病気になります。結果、高齢者の方が増えると、病気の方が増えることになります。

その病気の元が何であるか？を考えて、予防や治療をするのに必要なのが、訪問看護です。病院への受診や入院では、その方の性格や生活習慣までを全て把握することはできません。看護師や理学療法士が、お宅に定期的に伺い、病院で働いた経験を元に、その人に合ったやり方で病気の予防と回復をお手伝いしています。

介護保険についての豆知識

私たちはいつも皆さん（介護を必要とする）のご自宅に伺い看護をしています。

介護保険制度はベッドを借りることができたり、ヘルパーさんに訪問に来てもらえたり、デイサービス（日中お預かり）、ショートステイ（お泊りお預かり）、療養型病床群（介護型）特別養護老人ホーム、老人保健施設、グループホームも介護保険により入所できるようになりました。

私が18歳頃に訪問看護に行った時には、ベッドや車いすも実費で購入されていました。もちろん家族が付きっきりで介護できなければ、病院の療養型病床群に預けるしかなかったのです。

訪問看護は何をしていたかというと、注射を一本打っていただけでした。

そのころから比べると、介護保険ができて、大変進歩しています。しかし高齢化が進み、これからの超高齢社会の中、私だけではなく、国の財政を心配されている方も多いでしょう。

できれば、元気なお年寄りが増えるのがとても良いことですが、年を取ると身体がうまくいかないことが多くなるので、それを理解する人たちをたくさん育てる必要も感じています。

一度、病気になったからそれで終わりでなく、無理な治療や検査を避けて、自分が楽に暮らせることも大切です。

歳をとると、不調が出てくるものなので、あわてて治療すれば治るとは、考えにくいと感じています。その症状は今起こったものですが、ずっと育ててきているのは、自分自身なのです。誰かが、治してくれるものでもなく、治らないかも知れません。しかし、生きていくことには、その病気は一ページでしかないのです。

自分の個性、と病気をとらえ、介護する人もこだわらず、なるべく生きていく全体を見ていくことが大切だと思います。

そして、必要なことは介護保険に頼り、上手に使うことです。もちろん、介護保険も主にならないことも、おわかりでしょう。

第4章　りゅうじん流　訪問看護

リンパマッサージの効能!!　自宅でできる未病健康法

リンパの働き

1、免疫

2、水分代謝

免疫とは、身体の抵抗力のことを指します。（リンパ球、マクロファージ、顆粒球が代表的なものです）

水分代謝とは、心臓からの血液が身体をながれ、三分の一はリンパ管を通って、心臓へ戻ります。三分の二は静脈から戻るのですが、その時、筋肉や栄養状態に衰えがあると、浮腫みの原因になります。

リンパマッサージとは

リンパマッサージをすることで、本来、運動やストレッチをしないと流れないリンパが流れるようになります。身体が弱ってくると、免疫力がさがり、リンパの流れが滞ります。年齢とともに、筋肉量が減り、さらに流れが悪くなります。リンパ管は網目のように、全身の静脈や動脈に分布し、流れています。リンパ節というものが、要所にあります。（鎖骨、脇、鼠径、耳の周り）

このリンパが心臓に老廃物を戻す、下水管の役割をしています。

りゅうじん訪問看護ステーションで取り入れている リンパマッサージ（りゅうじんマッサージ商標登録）

りゅうじん訪問看護ステーションで取り入れている、リンパマッサージについてご説明します。

リンパ管は全身に張り巡らされています。血管の周りを取り巻くように、流れており、リンパ節が各所にあります。

リンパが詰まると様々な体調の不良が生じます。

肩こりや腰の痛み、膝の痛みや股関節、口内炎や風邪だってリンパの流れの不良によって起こります。

右側の舌や頬に口内炎ができてきた時には、その延長線上の顎の下につまりがあり、耳の下にもつまりがあります。場所をちゃんと探し当てることができれば、刺さるような痛みがあります。そこをゆっくりほぐしていきます。

つまりは一気に解消は難しいですが、根気よく痛みが出ないようにほぐしていくことで、口内炎が解消されます。

私たちの訪問看護では、リンパマッサージを治療の一環として、使っています。がんの治療で免疫療法の中に、喜びの治療があります。音楽や好きな人と過ごす、それと同じように、リンパマッサージを受けて、身体を軽くする、免疫力があがる、それをお手伝いできます。

今健康だから、病気になることを怖がる人もいるし、自分は元気だからと、身体に無理をされ続ける人もいます。

どちらも病気を呼びやすいことは、言うまでもありません。

人は必ず歳をとっていきます。身体も脳も衰えていきます。衰えを感じる前に、できれば予防をしたいものです。本当の予防は運動する（身体を鍛える）

ことですが、リンパマッサージは運動をできる体に持っていく、準備もできますし、運動後のケアもできます。

生きているだけでも、疲れる現代人は自分の身体のメンテナンスとして、リンパマッサージを続けていくことが大切だと、いつも思っています。

病気の人へのリンパマッサージ（脳梗塞）

訪問看護、特にリハビリをしていて、たくさんの利用者様が良くなる姿を見てきました。

脳梗塞の方は右麻痺の場合、左に脳梗塞を発症しています。

言語障害や右手が動かない、足が動きにくい、その状況で上手にリハビリをできていないと、後遺症として残ります。

医師には「後遺症は残るでしょうね」と言う人が多いですが、私はやり方によってほとんど残らないであろうと、考えています。患者様が頑張って無理しないで、リハビリができるそういう状況を作る、それがリハビリの第一歩です。

その時抱えている、その人にとっての問題点を話してもらえる努力をして、目標地点を与えます。

リハビリ者と患者様の仕事を分けて、宿題をできるように整えていきます。

そしてリンパマッサージを治療の一環としてやっていきます。

私は何人もの方に脳梗塞の後遺症を治すリンパマッサージをしてきました。

以前、私の母が脳梗塞で倒れましたが、徐々に良くなっていきます。リンパマッサージを効果的に使うことで、麻痺を改善させられることがわかりました。

訪問看護師のお仕事（リラクマッサージの効能）

私たちはいつも訪問看護で、病気の方たちに接しています。たくさんの方が亡くなることに接してきました。また、様々な病気の方をみてきました。

良くなられる人、良くならない人、私たちがお手伝いできる人、できない人、感謝する人、恨みやつらみばかりをいう人、様々な方がおられます。毎日看護師をしてきたわけではありませんが、25年の歳月と、自分がやらなくてはならないという、状況が私を育ててきたと思います。

訪問看護にリハビリテーションとリラクマッサージを加えたことで、私たちの手で利用者様を癒せるようになりました。

私たちはたくさんのご病気の方と出会います。

病気とは長期間のストレス（生活習慣、食事、考え方、特にマイナス思考）が蓄積されたものと、考えられます。

難病と呼ばれる重い病であっても、がんで余命を宣告されていても、それ以外の重病であっても、ご本人自身がそれに気が付き、治療法を見つけ、生活習慣を改善し、プラス思考に転じていけば、薄皮をめくるような形で良い方向に転じます。

マッサージや音楽療法、笑いの療法、添加物の食事を摂らない、自然食を好み、時間をかけても調理をしたものをとるようにする。身体を中から温める。などなど、負担のないものから良いものを取り入れ、それを好きになっていけるよう努力しています。

何より大切なことは、自分をとりまく人たちに感謝することが必要です。

自分のこだわりで、相手を決めつけたり、良く付き合ってくれる人に対して、疑って接したり、必要以上にお金をけちったりすることは病気を決して良くしません。

お金はエネルギーです。うまく使っていくことをお勧めします。

コリや疲労は病気の始まりです。ストレスがコリに出ていることが考えられます。するとリンパも滞っていることが多いです。

コリをほぐし、リンパを流すことが身体のストレスを緩和していきます。少しずつ、少しずつ。

コリの強い方、自覚できないくらい、硬い人は定期的なメンテナンスが必要です。

足のむくみの仕組みと、軽減法

高齢になられると、冷えが強く、足がむくむと訴えられる方も多いです。もちろん若い女性の方にも多いです。美脚の妨げになっていますね。むくみとは血液やリンパの流れが様々な理由により、流れにくくなることにより起こります。

一番は、栄養障害です。タンパク質の吸収がうまくいかず、細胞膜の形成がうまくいかなくなります。

二番目は、冷えです。冷えによって毛細血管などの収縮が起こり細胞より、老廃物が上手に心臓に戻りません。

三番目は、腎臓や心臓の機能の低下により、起こります。（水分が身体より出ていかない）

いずれも一つの理由でなく、いろいろな状況が重なって起こることが多いようです。高齢になれば、長年使ってきた身体にいろいろな問題が起こって、当たり前ですが、むくみもそれが現れた時が始まりではなく、その前からそれが起こる要素があるはずです。

直接の原因がわかればそれを排除して、わからなければ、生活習慣を見直し、規則正しい生活にする。さらにストレスになりそうなことは避けて暮らすことも大切です。

歳を重ねるとかなり鍛えていなければ、体力の維持は難しいものです。そして、今の自分の体力について、わかっていれば予防や回復の手助けになります。

調子の悪い時は身体を良く休めるように配慮して、調子が戻ってくれば筋トレや体操をし、体力をつけていきます。

調子の悪い時は身体を休めることもできないことがあります。その時に看護師の力を借りてください。昔からいう「手当て」と現代の「リラクゼーション」

を融合させ、血液循環やリンパの流れをゆっくり促します。

これも、一度ではむくみが取れませんが、身体が軽くなったり、スーッとする感じがあれば、皆さん続けてくださいます。続けてくださることができれば、自然とその方（どんな高齢であっても）の力（免疫力）が出てきます。

人間は生きている間は、身体を修復させる力が必ず働きます。

頑張り過ぎず、自然にできることをコツコツとやりましょう。

アロマセラピーと訪問看護

私は訪問看護にマッサージを導入し、様々な方々からご支持をもらっています。

アロマセラピーは、自然の花や木、葉っぱなどから抽出したエッセンシャルオイルを使います。

良い香りを楽しみながら、殺菌作用や自律神経の調整やホルモンの調整をしてくれます。傷口も治してくれます。人間は花や木、草などで大昔から治療をしてきました。

その治療が現代化したものが、アロマオイルです。


アロマセラピーとは治療の一部とお伝えしています。

病気には、本当の病気と未病、後遺症などがあります。

私は生まれつき人よりも身体が弱く、子供の時から、冷えを感じ、嘔吐や腹痛を、毎日のように起こしていたことを記憶します。8時には就寝し翌日7時に起きる、そんな生活をしていたことと、母親が食事に気を付ける、自然食を取り入れる、生活をしていましたので、大きな病気はせずに過ごしました。

しかし、仕事を始めるようになると、便秘をはじめ、アレルギーや喘息、声が出なくなる病、自律神経失調症が出始め、身体はいつも疲労を感じるようになり、イライラを感じ続け、身体に重しが乗っているのを感じていました。

自分では子供の時から未病であったのだろうと、納得しています。

様々な病気の方を見ていることと、自分の身体と付き合っていくことで、たくさんのことを勉強してきました。

どんなことも、まだまだわからないことがたくさんあります。わからないとあきらめず、努力することを今も怠っていません、わたくしが生きている限り、続けていこうと思っています。

アロマセラピーは未病にも良いのです。未病にこそ効く、と言いたいところですが、実は未病にも病気にも垣根はありません。

それどころか病気と理解するから、病気なのです。

嗅覚を鍛えるには

アロマセラピーは花や木、草などから抽出したエッセンシャルオイルを使うと、お伝えしています。

人は五感で感じるものですが、嗅覚が優れると、自己防御反応に優れ、家族を守る力になります。また自立神経も落ち着き、精神的にも安楽につながります。

嗅覚を鍛える方法は、意識することから始まります。

正しい匂い、自然な匂いを感じます。

山や海に滞在したり、自然食を摂ることも大事です。

環境を変えずとも手軽にできるのが、アロマのある生活です。

ハンカチやティシュにつけて持ち歩く、入浴の時に入れる。ポットでアロマを炊く。一つだけでも、風邪を予防したり、精神を安定させたりしてくれます。

好きな香りを見つけるだけでも良いです。試して頂くと嬉しいです。

アロマセラピーのプロ

アロマセラピーはアロマテラピーとも言います。

アロマは何千種類もあり､その草や花､木によってさまざまな作用があります。

プロのアロマセラピストは、アロマをその人に合わせてブレンドできます。

医療でいえば、薬の調合です。

アロマも調合をすることによって、相乗効果もあり、相殺もされます。一緒に使えば、より良くなるものと、お互いが拮抗することで良くないというものが、あります。

食事も同じですが、かたよることは避けた方が良いです。

心地良く自分の免疫力を呼び覚ます、そんな治療をアロマセラピーは受けさせてくれます。

自宅でできる方法と、サロンでマッサージを受ける方法もあります。

解剖、生理学、アロマの効能を勉強した、セラピストたちが、身体のケアをしてくれます。話を聞いてくれる、相談に乗ってくれる、それも大切な治療の一つです。

自然療法の大切さ

現在、医療といえば「薬」「検査」「手術」になってしまっています。

私は、この3つもすべて大切なものと思います。

しかし、これに頼り過ぎては、良くなるものも良くならないということも、体験してきました。

病気が起こるということは根本的な原因が自分の中にあるということです。

自分で生活や遺伝的要因、考え方を見直すには、なかなかと苦労するものであろうとも、思います。

しかし病気になったことで、それを見直すとてもいい機会に変えることはできます。

まず、気が付くことです。

気が付かなければ始まりません。未病といわれるものも、気が付けば本当の病気を防げるきっかけになります。

気がついても改善できるか？　次の課題になります。

その一つが自然療法（食事、睡眠、運動、マッサージ、針、その他）です。

食事療法（食品添加物を避ける）

食事は毎日できる、健康管理です。

しかし、近年は食品の添加物が多量にでてきて、外食、ファーストフード、コンビニのお弁当やおにぎり、調味料に至るまで、食品添加物、があふれています。

皆の大好きな牛肉や牛乳も安心ではないのです。

現代に生まれて添加物を完全に避けることはできないので、あまり身体に良くないものを食べたなと思う時には、野菜をたくさん摂ったり、運動をしたりすることが良さそうです。

問題は身体に良いと思ってそれらを摂取することなので、ご紹介だけしておきたいと思います。

若い時は肝臓の機能も、腎臓の機能も健全なので、案外問題なく過ぎていきますが、長い期間、身体に良くないものを摂取し続けると、解毒、排泄機能の低下に伴い、それ自体が身体にとってストレスになることを覚えておいたほうが良いでしょう。

スーパーでものを買うのなら、カタカナの名前（自然の素材でないもの）が多量に書いてあるものは避けましょう。しょうゆや塩、酢、も同じです。（アルコールが入っているものがあるので、注意です）砂糖は白砂糖は漂白しているので、天然の砂糖を選びます。黒砂糖はまず大丈夫です。
なるべく、冷凍食品は避けて、簡単で良いので自然の素材を使います。化学調味料がなくても、カツオ節をかけたり、だしをとったつゆも売っているので、時間の短縮にもなります。

外食ではチェーン店でも冷凍食品を使っていないお店が良いです。素材からそのお店で調理しているところは、まず大丈夫です。ただ現在、食品添加物を取り締まる法律もないし、添加物を使えば、食材が長持ちし食中毒を出しにくくなるので、小さな店の店主さんでも、それを使っているところもあるようなので、本物を探さないと難しいのだと思っています。

旬なものを摂ることも大切です。
サツマイモやジャガイモ、とろろ芋などは簡単に摂取できる健康食品です。ジュースは、にんじん、りんごをミキサーにかけて作ります。(市販の野菜ジュースも砂糖がかなりの量使われています)

牛肉は明治以後に日本に入ってきているので、胃腸の弱い日本人には合わない、と言われています。また牛の乳である、牛乳も消化ができにくい食材です。がんになった方にたくさん出会った私はリサーチをしていますが、毎日のように身体に良いと思い牛乳を飲み続けたという方が、ほとんどでした。

冷えは免疫力を下げる

体温を上げると免疫力が上がる。

様々な著書があるので浸透してきています。

ただ自分がそれを実践できているかは怪しいですね。

そこで、身体を温める食事です。

1、しょうが（飲み物として、薬味として、日常的に使う）
2、根っこの野菜（さつま芋、ジャガイモ、里芋、大根、人参、ごぼう、その他）
3、紅茶、ウーロン茶、ほうじ茶、番茶（コーヒーや緑茶は身体を冷やします）
4、自然由来の物や旬の物（冬収穫される物や秋収穫される物は身体を温める食材です）
5、赤、黒、濃い緑の食材は身体を温める
6、塩辛いものは身体を温める（砂糖や油は身体を冷やします）

食べることを楽しみのひとつとして、好きな味つけでバランス良く、よく噛み、楽しく食べることが何よりも免疫力を上げます。

もしも、身体を冷やす食材が大好きな場合は、3つ食べるところを1つにする、毎日食べるところを、3日に1回にする、などして多量に摂取を避けたほうが、身体の為ですね。

知らないことが一番の問題なので、知ることから始めましょう。

楽しくないと思う時は「楽しい」「おいしい」「嬉しい」と言ってみることで、動機づけになります。

まず、やってみることから、3日坊主も続けると、身に付くこともあります。

身体を温める生活

食事以外の身体の温め方です。

1、おだやかに過ごす（悩み事、心配、恨みをもつと身体は冷えます）

2、リンパを流す（マッサージやリラックス、ストレッチを定期的に続ける）

3、ナイロンなどの化学繊維でなく、木綿やシルクの多い素材を着るようにし、静電気を起こさない

4、電磁波ばかりの生活をしない

5、お腹の周辺を温める（腹巻やカイロ、湯たんぽ）極度の冷え性の方は、おなかの前と後ろをはさむように温めます

6、ずっと温め過ぎると冷えることを忘れない

7、全身温まった（入浴やサウナ、岩盤浴、ヨサ）の後、足指と手指だけ冷水で冷やします

8、適度な自分にあった運動や筋トレを続け、筋肉量を増やす

利用者様の声

おかげさまで、りゅうじん訪問看護ステーションは、1年間継続利用者様が70%という高いご満足を頂いています。

どのようなところにご満足頂けたのか、利用者様にお尋ねしてみました。

H・Iさん

気持ちが落ち着くようになりました!

脳出血後の片麻痺のため、褥瘡(床ずれ)ができ、お悩みでした。褥瘡処置に加えてマッサージを行うと、体調が良くなるとのことで、2週間に1回の訪問を1週間に1回に増やされました。ご本人からは、マッサージのおかげで便秘が改善されたことを喜ばれました。

同居の娘様からは、医療についての心配事を気軽に相談できる所がなくて困っていたので助かるとおっしゃって頂きました。また、これまでご本人は機嫌が悪いことが多かったらしいのですが、アロマを実践すると落ち着いてきたとの声を頂きました。

S・Yさん
毎朝足がつっていたのが、治りました！

もともとご主人が脳梗塞で倒れ、退院後のリハビリなどが目的でデイサービスに通われていましたが、奥様の精神状態が不安定であったため、弊社に依頼がありました。

カウンセリングとマッサージを中心に訪問を行いますと、今では奥様の精神状態も落ち着かれ、「以前は朝起きるとき必ず足がつっていたが、それもなくなった」と喜んで頂きました。

M・Kさん

３ヶ月で姿勢が改善され、歩行距離が伸びました！

変形性膝関節症などが原因で筋力低下が著しく、歩行が困難な状況でした。弊社理学療法士による姿勢の補正や運動療法によって、３ヶ月で写真のように姿勢も改善され、歩行できる距離も伸びました。

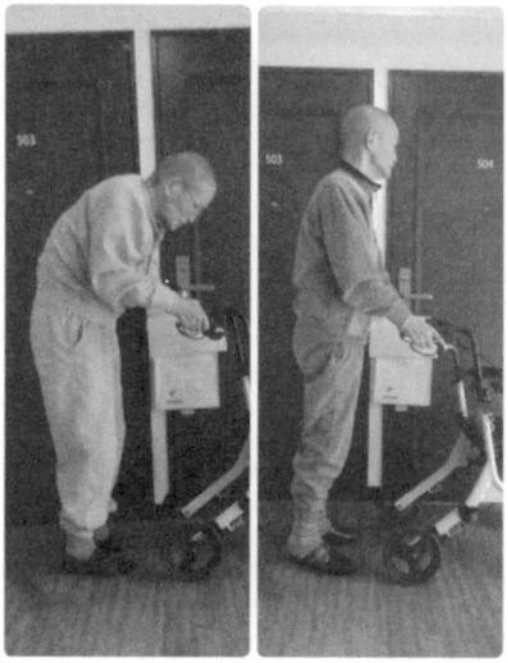
３ヶ月前 ▶ ３ヶ月後

同時に痛かったふくらはぎも良くなったとお喜び頂き、今では好きだった〝街ぶら〟を再開されております。

K・Cさん

大好きな旅行にも行けるようになりました！

もともと外出好きな方でしたが、腰椎圧迫骨折の末に膝痛がひどくなり、歩行が困難になってきたために周囲に迷惑を掛けると思い、外出することもなくなっておりました。膝痛の原因としては、怪我の影響で姿勢が崩れていたことや運動不足による体重の増加が挙げられました。そこで、マッサージで硬くなった筋肉をほぐし、バランスの悪い筋力を整えて姿勢の改善を試みた結果、歩行が安定されました。また、提案した食事療法を実践して体重も落として頂き、今では大好きな旅行も再開されて有意義な老後をお過ごし頂いております。

第5章　さまざまな病気に対する心構え

がんは怖くない①胃がん

胃がん、肝がん、大腸がん、膵臓がん、乳がん、前立腺がん、子宮がん、様々ありますが、全く怖い病気ではありません。

胃がんの方は、他人はもちろん、本音を親、兄弟、自分自身にも出さず、てもいい人だと思います。

悪い言い方をすれば、いい人を演じているかも知れません。本当はこうして欲しいけど、諦めて、言わない。本当はこうしたいけど、周りが望むから、そうしてきた。

そんな方が多いです。

誰かの為に、自分のこだわりの為に、ドキドキしても、緊張しても、自分自身にまで嘘をついて、頑張ってきた人たちです。

もちろん、食生活にも問題があります。早食い、添加物や農薬の多い食品の摂取、食べ過ぎ、偏食、慢性睡眠不足、アルコールなどです。

がんになる前に、身体は悲鳴をあげていました。それを聞かないふりをし続け、身体を酷使し続けた結果であることを理解して頂きたいです。

こう言っていますが、原因をご自身が理解し、改善できれば、必ず良くなります。

治癒もできるのです。ただ、自分以外の誰がが、理解しても難しいです。

家族が理解されると、生活や食事の改善はできますが、遺伝も然り、その家族自体も、自分たちの生活を改善する必要が出てきます。

人は何か起こらなければ、なかなか改善できないのですが、ご家族にご病気の方がいらっしゃれば、元気に暮らしている今の私たちの生活を見直すよう、教えられていると考えて欲しいと思います。家族を他人事にすれば、それが自分に帰ってくることに気付いて頂きたいです。

がんは怖くない②肝がん

私ががんになるとしたら、肝がんです。

なぜかというと、肝臓の裏が硬く、出っ張っています。

足の裏のツボも肝臓あたりが硬く、更に悪いことに痛みも感じないのです。

(自己治療を続けているので、最近は痛くなってきました)

肝臓は、毒素を分解する、臓器です。そして、判断をする時に酷使していきます。

アルコールが飲めない人は、肝臓が生まれつき弱いかも知れませんし、敏感かも知れません。

アルコールを飲むことは、それだけで内臓にとってはストレスになります。

リフレッシュする為に、アルコールを多量に摂取してしまうなら、それなりの覚悟がいるでしょう。

肝臓を悪くする性格の人は、怒りっぽく、自分にも他人にも責任感が強いことを特徴とします。判断能力もあり、人の上にたって働くことができます。ある意味でき過ぎを、いつも望んで頑張ってしまう感じです。でき過ぎていても満足ができない、そんな感じです。

がんは怖くない③大腸がん

私は50代の大腸がんの女性の訪問看護にいっていました。2、3ヶ月しかお付き合いができませんでしたが、すごく濃厚なお付き合いでした。

ある時、がんが破裂をして、腹壁を破って飛び出したらしいです。お腹には大きな穴が空いて、ストマパウチを当てていました。

これを聞くと、どんなにひどい状況かと思われる方もあるかも知れません。ご本人はそんな状態なのに、いろんなことを必死でやっていました。(特に頭の中です)

その時、がんの治し方をわかっていた私は、いろんな角度からそれを伝えるべく、頑張っていました。

マッサージして癒しの言葉を囁く、そして、治りたい気持ちを引き出すことに成功しました。

しかし、長く続きませんでした。私が癒すよりも早く、刺激的に、自分の身体を酷使する、いじめる行動に自分から動いてしまうのです。

がんが末期の状態に身体が追い詰められているのに、人ごみの中にいき、長時間移動をする。自分の身体の声を自分でちゃんと聞き、いたわってあげることが一番大切です。

この事例のように、やはり自分のこだわりが自分の身体の為にならないから、がんになってしまうのだろうと私は思います。

素直に、それが何よりも大切です。

がんの末期（がんを治す秘訣一）

がんの末期というと、とても、状態が悪いと思われます。

元々の原発の場所から転移を繰り返し、内臓全体、脊髄や脳にまで転移していく状態です。医師たちは腫瘍マーカーや他の検査データで末期を判断します。

最近は患者様側からみると、血も涙もない（患者様意見）、ムンテラ（医師の説明）がなされます。

余命3ヶ月でしょう。

余命半年でしょう。

不思議に医師にそう言われると、そのくらいで最期を迎えられる方も多いです。しかし、私たちの訪問看護を受けて下さっている方は、その言葉のマジックにはかかっていません。ご家族、もしくはご本人が医療以外の治療について、勉強し、試しています。


自然療法もたくさんあり、かなり高額なものもあります。高額だから良いのではないですが、ちゃんと自分に合うもので、続けていけるものを決めます。決めれば、本当に良いかの評価をして、成果を信じます。良くなってくれば、素直に感謝します。そして続けます。

がんの末期だけでなく、病気の人は案外あまのじゃくのところがあります。

もともと持っている性格であることが多いです。自分自身に、他人に社会に素直でない。それが様々な病気を呼んでしまいます。

だから、ちょっとでも良くなったら素直に喜んで、全てに感謝していくように努力したほうが良さそうです。それががんを治す秘訣です。

がんの末期（がんを治す秘訣二）

がんの末期の患者様でも、いろんな形があります。

治療をほとんど拒否しながら、何年もかけて徐々に進行している人、このような方は自分も人も信じられないようです。訪問看護に入ってもいろんなことを、嫌がられながら、少しずつ進めていきます。

入浴ができなくなると、著しく汚れてきたりします。お尻を洗う、手足を洗う。爪を切る。爪なんか伸びてくると、巻いてきます。

受診には出かけるけど、他のことはほとんどできていない。ご家族も手出しができない。訪問看護しか介入できない状況に、看護師の私が追い込まれました。今考えると、できることはやったな、けっこう自分勝手な人だったんだな、と思います。

私以外が介入してもやらせてもらえないとか、うまくいかないとか、その時は自分がケアしに行かなければもっと汚くなってしまう！と恐れていましたが、そう恐れることが間違っていました。

がんになるには、がんになる理由があります。

生活習慣。（食事、排泄、睡眠、仕事、ストレス）

毎日の考え方。

自分勝手ではないか。

ただ、人は病気になって勉強します。病気になって、人の痛みを知るのかも知れません。だから、がんが見つかったら、がんに翻弄されないように、様々な治療法をかたよらずに勉強する必要があります。そして素直にやってみて、評価します。

できれば、りゅうじんが治療法を提案します。相談してみてください。

がんの末期（がんを治す秘訣三）

以前、訪問に伺っていたHさんの話をします。Hさんは肺がんの脳転移です。これを聞いただけで、医療関係者はもう長くないな、と思われるかも知れません。Hさんは少しずつ良くなっています。ちょっとロレツがまわりにくいですが、話もできます。身体のバランスは取りづらいですが、歩いています。

りゅうじんには、リンパマッサージをして欲しい、というご依頼で申し込まれました。

ご主人が食いつくように「リンパマッサージはどんな効果が得られるのか？本当にいいものなのか？」と聞いてこられました。かなりのプレッシャーを私も感じましたが、いつもの自然体で利用者様には接します。

必ず、今まで頑張ってこられたことを賞賛して、現在の体力の様子、決して体力以上の無理をしないこと、病気になる＝体力を使っているということ、病気になったら身体を休ませる必要があることをお伝えします。

しかし、がんになったということで「なぜこんなことに」「自分だけ」「もう終わりだ」という考えで頭が一杯になられる方がほとんどです。これを考えている間は休めていません。寝ていても神経が高ぶります。だから、安心な治療がいります。

Hさんは、医師の指示に従って超ミネラル水を飲まれています。体力が残っていれば、超ミネラル水も有効です。そして、リンパマッサージを受けて頂きながら、うまく生きるコツをお教えしています。

教えているというより、思い出してもらう感じです。自分の悪い所を変えていく、悪い考え方を良い方に向けていく、良い生活習慣にしていく。

継続的に話をしていかなければ、定着は難しいです。

最近は、人生の主人公になって頂くようお願いしています。

人生の主人公は自分以外にはありません。

統合失調症

精神疾患が増えている昨今、私たちも統合失調症の方と出会います。

年齢は多様です。子供の時から発症する場合もあり、働き盛りから発症する場合もあります。他の障害や疾患を持っている方もあります。

いつも思うのは、病気は自分たちの延長だということです。

病気は急に起こったようにみえますが、前段階で蓄積された原因があります。

もちろん家系的に遺伝的にも関係がありますが、自分自身、当事者になるので、決して逃げてはいけません。

ただ、ご家族が必要以上に心配や介入をし過ぎると、余計にややこしくなる、そんな可能性が生まれます。

世の中にはお節介という言葉がありますが、家族は一緒に暮らしている、家族だった、すごく強い縁で結ばれているので、これは普通のお節介の領域とは違います。

それぞれ受けとめ方や問題点の取り方が違いますが、自分が解決できる以外のことは、自分でやっても難しいということです。

人は病気をすることで病気を良くする勉強をしています。（ナチュラルメディスン）

家族も本人もそれが勉強で、私たちに出会えれば、病気の良いサイクルに入れるチャンスが巡ってきているように思います。

脳出血・脳梗塞

悪いこと（生活、考え方）がわかっていてもやめられない場合もあります。わからないことが、わかる為の大きなきっかけが病気になることです。

脳出血、脳梗塞は最たるもので、いきなり発作がおき、日常生活が変化します。この病気の方は責任感が強く、いろんな物事を背負うことに特徴があります。

解剖、病理学的にいうと、脳の幹部に近ければ、意識を無くし、目が覚めないか、死に至ることになります。末端の部分において、梗塞（血管がつまった状態）出血（血管に瘤ができて、それが破裂する状態）などが起こると、そこから先の血管に血流がいかず、脳細胞が死滅します。

ここで、私が思うには、梗塞や出血を起こしたことは、気付かされているということです。

そして、治療やリハビリは勉強です。しかし、今までの勉強と違い、身につけることができなければ、良くなりにくい特徴があります。

ここには優秀な先生（医師とは限りません）が必要です。

学んで、自分でやらなければ回復は望めません。

先生方を従えて身体を無理させず、頭脳戦で頑張っていく感じです。

脳梗塞になりやすい人

私の実家は脳梗塞の家系で、母も父も脳梗塞になりました。

私も十分可能性があります。

脳梗塞になりやすい性格の人は、受身でなく自分で物事を決め、進めていく、指導的立場の方に起こりやすく、自分に対する宿題や課題を沢山与えることによって、知らず知らずにストレスを溜めていきます。

もちろん、周り（仕事仲間や家族）に対しても、課題や宿題を与え、できないと憤りを感じたりします。「自分がこんなに努力しているのに、お前はどういうことだ！」と言った感じです。

また、勘違いをしやすいことも特徴です。（どちらかというと傲慢です。真面目過ぎます）

仕事は責任感が強く、努力家の為認められます。認められることで次のストレスを受けることになりますが、必死で戦い続けます。

気持ちは強いのですが、身体や頭がついていかない感じです。それでも弱音は自分自身が許しません。また慢性的な疲労は正しい判断ができない原因になります。

余計な考え事や心配事を背負い込んで、余計に疲労が溜まります。

ストレスの元はこういった性格上の考え方が大きく関与しています。責任感が強い為、生きていく上で最大の努力をするようです。仕事、勉強、インターネット、喧嘩やいざこざ、いずれも100%力を出し過ぎると、かなり疲労します。それを惜しまない、正義感の強い性格、それが脳梗塞などになりやすい性格でしょう。

思い当たる方は、ストレスの削減に精進してください。

脳梗塞、脳出血になってしまったらどうするべきか

予防についても詳しくお話しします。皆さんは自分が脳梗塞や脳出血になるイメージを持つことは難しいでしょうから、なった場合についてお話させても

らいます。

気が付いたらベッドの上、家族や医師、看護師の顔が飛び込んできます。まず何が起こったかを確認することになりますが、手が動かない、足が動かない、口が動かない状況であれば、無理して動かすことをやめたほうが賢明です。（ただ、ただ身体と頭の疲労をとっていく感じで休んでください）

医師や家族は確認をする為「動かしてみて」と指示を出します。無理してやっていなければ極力指示に従い、自分自身も自分の能力の確認を行います。

悲観しないことですが、悲観してかまいません。大切なことは、判断です。なるべく周囲の物（季節や自然に）したがって考えることが大切です。

幸い、今までのストレスの種は完全になくなっています。（ステージが変わったと理解してください）しかしこれからは自分自身がストレスの種になることを理解して行動する必要があります。（治療や家族間の争いや心配事がストレスの種になっていくことを理解しましょう）

今までのストレスと疲労が溜まりに溜まってこうなったことを理解しなければ、安穏とした暮らしには戻れません。

医師は治療をされますので、その治療については感謝して、できる限りをやってもらうことが大事です。

しかし、医学には限界があります。薬も飲み続ければ肝臓、腎臓の負担になると、ご理解頂き、最低ラインの薬の量にしてもらうべきです。薬を減らせない医師は、良くない医師であることを理解してください。

（その医師の説明や人柄で判断できます。「絶対飲まなければ、再発します」「この薬には副作用はありません」と言い切る医師は信じないことをお勧めします）

1、頭の中の整理整頓をする（自分で処理できない、いらない問題、努力してもどうにもならない、家族間の問題を考えないようにする）

2、自信を持つ（自信をとり戻す）誰でも病気になれば気持ちは沈むけど、それは自分だけでなく、もっとひどい目に合っている人がいることを理解する。できることを一つずつ増やす

3、後頭部のこりをなくし、血液やリンパの流れを良くする

4、考え事や心配事をなくす。マイナスな考え事が身体を疲労させます

5、自律神経のバランスを整える。（日の光や土の温かさを感じ、自然に従った生活をする）

6、一つのことにこだわらない

7、「生きているだけでありがたい」「ありがとう」と言ってみる

8、身体の声を聴く（一週間に一度でいいので、マッサージやリラクゼーションをする前がいいですが、今日しんどいところはないか、自分自身の身体に聞いてみる）（答えは出なくてもＯＫ）

9、気になっていることを書き出してみる

10、気になっていることを時間をかけて始めて見る。信頼できる人に頼んでみる
11、家族や自分だけでなく、人の為に生きようと決意する

これだけできれば完璧ですが、わかっていても難しいものです。できることからやっていただければ、幸いです。

脳梗塞はどうして起こるか？

脳の血管が何らかの因子で詰まって起こります。空気や血の塊、その他のもの、老化にともない、血管が硬くなったり、老廃物によって狭くなったりする

部分があり、詰まってしまうことになります。詰まってしまうと脳の毛細血管に血流がなくなり、脳細胞が死滅してしまいます。細い血管が詰まれば、小梗塞、大きな血管が詰まれば、大梗塞を起こします。

最近は30代でも、脳梗塞を起こす人が増えていますが、降圧剤を飲んでいる。仕事量も多くいつも忙しい、責任感が強く、自分にも厳しく、他人にも厳しい。ファーストフードやファミリーレストランでよく食事をする。これは、生活上も性格上もストレスをかなり溜めていく生き方です。身体が今までの生活に対して「耐えられない」と悲鳴を上げた状態と考えてください。

身体が生まれつき強い人も、女性なら33歳、男性なら42歳、で発症することもあるそうです。だから昔から厄年と言われています。

高齢の方は、日常生活に支障のない程度の脳梗塞を、知らず知らずに持っているケースもあります。

だいたい、大きな梗塞をされて、検査で発覚する感じです。

心筋梗塞を起こす方は、脳梗塞を起こしやすいです。また、不整脈によって血栓がつくられやすくなります。

何よりは、弱いところ（老化やストレス）に蓋をして、生活の改善をしない方は、様々な病気をいっぺんに抱えることになります。

検査で治らないことは皆さん理解されていますが、薬では治ると思い込んでいます。薬は補助でしかなく、治るものでは決してありません。

現代の医学は薬に頼りきり、検査に頼りきる先生方を生み出しています。選ぶのは自分です。医療を受けて悪くなるケースもあります。

本当の治療を最初から受けられればいいですが、縁もありますので、間違った治療を受けた時に、ある程度対抗できる知識があったほうが良いです。それをご自分の為に勉強して欲しいと、私はいつも願っています。

パーキンソン病

訪問看護に伺っていると、パーキンソン病の方に多数出会います。

ご主人がパーキンソン病で介護をしていたら、ご主人が亡くなって2年ほどしたら、ご自身がパーキンソン病になった方もあります。その方はパーキンソン病の症状をよくご存知で、ある意味プロフェッショナルになっていました。

病気は、100人100色です。

パーキンソン病の方は、ご主人や子供など、家族の自分勝手にいつも翻弄され、それでも文句一つ言わず、我慢に我慢を重ねて、気がついたら身体の動きが悪くなった、という方がとても多くおられます。

自分自身の気持ちは、自分以外の人はわからなくて当たり前ですが、それを、頑張って言葉にして周りに伝えていく努力と、諦めない努力をしていきます。

ご家族の方は耳を傾ける努力をしてください。そして、ご本人が無理しない環境を作って行くことです。

最近は、訪問看護でも患者数が増えています。

脳内のドーパミンが不足して起こる病気です。

症状としては、手足が震える、筋肉がこわばる、バランスが取りづらくなる、動きが止まるなどです。

内服治療が基本ですが、医師からは治らない難しい病気であることが伝えられます。

ほとんどの方は難儀な病気になったと嘆いてあがきます。これではなかなか症状が落ち着かないのです。内服薬の治療をしながら、どうしてこのようなことになってしまったのか、冷静に考えます。ストレスがかなり長期間溜まりに溜まった状態です。

身体は人よりも強く、かなり溜まり続けても、自覚に乏しいか、ストレスを否定します。病気を発症して初めて悪かったんだな、と自覚できる人もいます。

ご自分に当てはまるか（または、身近なパーキンソン病の方で当てはまるか）考えてみてください。

＊昔から、不満や不安を思うことが多かった。
＊思い込みが激しいのだが、思い込みだと自覚ができなかった。
＊人間ができており、人に優しくすることが一番大事で、自分を抑えてきた。
＊常に自分自身の満足よりは、他人からの評価を大事にしてきた。
＊良い人であるために、自分自身に課題を与えている。
＊人に寛大であるが故に、近親者のわがままを許し続け、それがより不満や不安の種になっていた。

では、もし自分がパーキンソン病になってしまったら、どうしたらいいか？生きていることは、魂が勉強をしている、と聞いたことがありませんか？そう考えることができれば、とてもしっくりきます。

ナチュラルメディスンの中には、「私の体は病気をすることによって将来もっと健康になる方法を学んでいる」とあります。この考え方を自分のものにできればどんな病気も怖くなくなります。

しかし、なかなか定着できないのも理解できます。だから私たち看護師は、訪問看護で定期的にご自宅にお伺いし、この考え方を、その方に合わせてお伝えしています。

これをご自分のものにできる方は、「どんな病気をも自分で治せる」ということになります。

さて、パーキンソン病とはとてもつらい病気です。思っても身体がいうことを聞かなくなります。

自分が表現を上手にできないイライラ感を常に感じます。「誰もわかってくれない」ことがマイナス方向に向かい、どちらが先かわかりませんが、うつ傾向になります。

うつについては今後もお伝えしていきますが、心の風邪のようなものです。時間が過ぎればほとんど解決します。しかしそれぞれの問題点を自分なりに理解していかないと、ストレスによりまた発症します。

免疫も神経系も老化していきます。それをいかに食い止めるか、それがパーキンソン病の治療です。

心の持ち方が一番大切です。どんな治療を受けても、「もう治らない、もう終わりなんだ」と自分が思ってしまえば、治りません。治療を受けるたびに、これは「この薬はきっといい方向に働いてくれる、新しい自分の健康がわかるようになってくる」と勉強をする姿勢で受けていきます。

お薬にしても、注射にしても、針治療にしても、マッサージにしてもとてもよく効いていきます。しかし、全部が自分に合うとは思わないでください。治療して自分の身体に評価を求めてほしいのです。良くなりそうかどうか、続けていく価値はあるか？

ポイントはここです。

自然な自分が間違わない評価をしないと、ますます悪い方向に進みます。

病気を治すには、鍛練と勉強、忍耐がいる。

そのやり方と方法をお教えするのが私たちの役目だと思っています。

患者様は自分と仲良くして病気への対処方法を学びます。私たちはそれを補助します。それが訪問看護です。

ストマ（人工肛門）

腸閉塞、大腸がんなどの病気で手術を受けると、ストマが作られることがあります。

腸を切った場合に、その場所を休ませる為に一時的に作られることもあります。

以前、看護学校からの友人で仕事のパートナーだった彼女が、33才の時、良性腫瘍が見つかりがん化するかも知れないと、ある大学病院で手術を受けました。手術がうまくいかず、3度目の手術の時、腸を休ませる為、ストマを作りました。

彼女は看護師なので、ストマ管理には問題がなかったと思いますが、大きな手術をし、仕事でもかなりの心労や負担があったことと思います。

これが高齢になりストマを作るとなると、大混乱を生じます。便がお腹からでてくる状態で手についてしまう。衣服が汚れ、自分ではどうしようもない。ストマ自体を見たくもないと思ってしまいます。

患者様にストマは自分の一部で可愛がっていけば、うまくいくということを、繰り返し伝えることで、ストマが漏れなくなることを経験しました。

汚れても死なない、汚れたら交換すれば、大丈夫と明るい方にもっていきます。

そして、ホットパックやマッサージ、カウンセリングで少しずつ温めていく、それがストマ交換をしながらしていく仕事です。

胃ろうと腸ろう

胃ろうや腸ろうは、食事が食べられなくなると、栄養を摂取する手段に、食道や気管を休ませる治療として、用いられます。

簡単に説明すれば、胃の表面に穴をあけて、特殊なチューブ（かなり改良をされ、とても画期的なものになっています）を固定して入れておきます。

在宅ではそのチューブから、ご家族が医師の指示が出ている流動食のようなものを朝昼晩と注入しています。

胃ろうと腸ろうの違いは、流動食を胃まで入れるか、腸まで入れるかの違いです。もちろん消化の状況が胃と腸で違うので、流動食も内容が違います。

腸ろうを入れている利用者様のご家族から、電話の連絡を受けることもあります。

「今日は調子が悪くて、本人が入れないで欲しいと言っているんですが、大丈夫でしょうか?」という内容でしたので、「今日は水分だけで、問題なければ、明日から元に戻しましょう」と説明します。

以前から私が思っているのは、私たちも調子が悪いと食事を食べられなくなります。でも、胃ろうなどを入れられている方は、栄養補給のために決まった時間に決まった量を注入されてしまいます。ご家族ですから、本人の様子を良く観察し、一番良い対応を考えられますが、仕事であっても看護師や医師がそこまで考えられるか?ちょっと難しいのが現状です。

バルンカテーテル

平たく言えば、おしっこの管です。

何らかの理由で膀胱からおしっこが出にくい場合に、管の先の風船を膨らませ、膀胱の入り口で止めています。

管の先には2箇所穴が空いており、そこから尿が流れてきます。そしてパックで尿を受けているのが一般的です。

パックは膀胱よりも下にしておかないと、うまく流れてきません。

管はゴムやシリコンでできているので、異物が入っている感覚をずっともたれる方も多くおられます。異物と尿の影響により、結石のような物で、カテーテルの穴をふさぐこともあります。

医師から「一生入れておかないとダメでしょうね」と言われる場合もありま

すが、管の外側から尿が出てしまうようなら、一度抜いてみて、自尿を確認し、そのまま抜ける人もいます。

膀胱活約筋や腹筋などが鍛えられたり、身体が温まり、病状が良くなることで、バルンカテーテルが抜ける可能性が増えます。

中心静脈栄養の項でもお伝えしますが、管が入ったら終わりではありません。心配や悪い想像はせず、前向きに、できることを頑張りましょう。

在宅中心静脈栄養（HPN）

点滴でカロリーを心臓の近くの血管に入れ、消化機能を使わなくでも、カロリーを補給できる。画期的な治療法です。

以前は中心静脈に針を刺して、カテーテルで留置していましたが、今はポートというものを手術で皮膚の下に埋め込み、刺したり、抜いたりをできるようになっています。

通常の点滴を入れるより苦痛は少なく、いつも水分が摂りにくいお年寄りやご病気の方は常時水分やカロリー補給ができます。

良いこともありますが、感染は起こしやすく、水分代謝が悪くなり、内臓を使わないことによる機能低下などの弊害もあります。

在宅では、退院時にご家族様に取り扱い方（機械の使い方、点滴全体の取り扱い方）について指導され、退院されることが多いです。

これまで経験のない機械の取り扱いや、点滴の取り扱いに戸惑う方も大変多くいらっしゃいます。それでも1ヶ月、2ヶ月と期間が経つにつれ、プロになっていかれるのを感じます。

他の治療法も同じですが、とても調子が悪い時（重篤になった時）に慌てず、騒がす、慌まず、落ち着いて治療を受けることで、自然回復を呼ぶと思います。身体には自然に治っていく力があります。落ち着いて「今は大丈夫だ」とご本人が思える時に、食事や運動など、リハビリを進めていくことが大切でしょう。どんな治療になっても、どんなに管がたくさん入っても、終わりということではなく、始まりです。中心静脈栄養になり、食事を摂れなくなっても、回復すれば元気になるということです。

このようなアドバイスは定期的にしていかないと、理解して頂きにくいのだと思います。だから、訪問看護が必要なのです。私たちは毎日それを説明、確認に訪問看護に伺っています。

100人いれば100通りやり方があり、考え方があります。しかし病気になるということは、その患者様自身の問題が一番大きいのです。一人でも味方を増やし、協力をしてもらい、マイナス感を持たず、心配し過ぎず、できることを努力してみましょう。

痛みについて（消炎鎮痛剤）

痛みは様々な怪我や病から生じます。人間は痛みから逃れようと、様々な方法を使います。

私もそうでしたが、生理痛や頭痛の痛み止めの常用が一番身近な事例です。この消炎鎮痛剤が自分自身を苦しめる、結果を作り出すことがあります。

まずその名のとおり、消炎鎮痛なので、炎症を抑え痛みを鎮めます。生理痛や頭痛が炎症を起こしているか？というと、そうではありません。

その薬を多用することで、直接的に身体を冷やす結果になります。冷えは体感ではわかりません。

体温低下（36℃以下）や浮腫み基礎代謝の低下、疲れやすい、自律神経の失調などが起こってきます。

そしてそれが大きな病を引き起こす、きっかけを作り続けます。

痛みについて（痛みを克服）

痛み止めを多用すると、様々な病気を作っていくという話をしました。がんが代表的で、腎臓病や胃腸病、肺病も難病も冷えが原因であると言われます。ある意味、身体を温めれば、どんな病気も良くなります。

私も全くそのとおりだと実感しています。

では、痛みを我慢する必要があるか、ということです。我慢は余計に身体を冷やします。我慢は痛みを加速させます。身体は本来は鈍感ですが、長年無理を続けることで、自分の身体の容量があふれてしまい、症状が出ると、連鎖反応を起こし、あっちもこっちも調子が悪くなり、病気をひき起こしてしまうのです。私たちが関わる方のほとんどが病気の総合商社ということになります。

痛みは集中すると、増してきます。怖がると増してきます。これ以上痛くならない痛みを想像して怖がる、それが痛みを増強させる原因です。痛みに集中せず、紛らわせます。嬉しい、楽しい、大好き、ついてる、ありがとう。

最後に

ゼロ点に立つ‼

今日のご飯が美味しい。
生きているだけで幸せなんだ。
いろんな人にいろんな物にありがとう。
どんな仕事でも、これができなければ、続けられません。

①自分との折り合いをつける。
②相手との折り合いをつける。

看護師も理学療法士も作業療法士も、人の為に働くボランティア精神を持っていなければ、できない職業です。しかし、仕事はお金をもらわないとできない。ここに始めから矛盾が生じます。生きているということは、矛盾だらけです。程良いところで、自分を許し、程良いところで他人を許し、楽に仕事を続けていきましょう。

人が死んでいくということ

看護学校の卒業論文はこれでした。生きたからには、死は必ず訪れます。しかし、その人がどう生きたか？　それが、死には大きく影響します。私は孫子の兵法が好きですが、論語なども読みます。そして、吉田松陰や大村益次郎、坂本龍馬などの、日本人の生き方そのものがこれに関係があり、良い最期を迎える為に生きている、とさえ思います。

自分の生きた証、とらわれない生き方。

それは人それぞれ違いますが、根本は変わりません。

りゅうじんソングで歌っています。

自分らしく、と、人の為に生きていれば、必ず、守ってくれる。助けてくれる。

「自分らしく」と「自分勝手」は違います。

「人の為」と「家族だけの為」も違います。


看護師は、常に人の死と隣り合わせの職業です。

これまでどのぐらいの患者様の死に関係してきたでしょうか？　１０００人程でしょうか。かなり沢山の方々です。

１００歳まで生きることが幸せなのか…。

30代でがんなどで亡くなっていかれる方が不幸なのか…。

悩みながらやってきました。

最初はどうしていいかわからない最期を迎える時も、父と、師匠を看取った後は、私なりの哲学ができました。

看護師は家族とは違うことは理解していましたが、熱い私は、その距離感を測ることが、ずっとできませんでした。ある意味では、自分がすることを万人に認めてもらいたい、と押し売りする感じです。

私なりの哲学ですが、数多く人の死に関わってくると、理解できるようになっていきます。病気は人から言われることや、自分で勉強することで、病気と認め、理解するようですが、死については「神のみぞ知る」。

勘違いしやすいのは、病気と死が＝（イコール）で結ばれない、ということです。

病気だから短命でもなく、元気だから長寿ではありません。

寝たきりの方が十数年生きている。

この目で見ています。

幸か不幸かわかりませんが、

1、ご本人が生きることに執着されている
2、家族がご本人に依存している
3、神様が許してくれない

などあるように感じています。

私の父も、7年ほど寝たきりでした。きっかけは、骨折による入院でした。その後、脳梗塞を10回程度起こしています。最後は私が無呼吸を見つけ、蘇生し、救急搬送した先で、誰に看取られることなく、一人で逝きました。
家族仲も最悪で、葬儀の時も争ったことを覚えています。

私は医療にすがっていれば、何度も復活すると、かたくなに信じていました。どこでもある家族の図、医療を信仰し、寝たきりでも何でも、父には生きていて欲しかった。それだけです。

結果、考えてみると、私も父に依存をしていた、生死の本質をみられなかった、人間として、未熟だった、それだけでした。

そして、未熟だから、今も生かされていると最近は思います。

素直に優しく、たくましくを目指し頑張っています。

人が死ぬとどうなるか？

皆さん考えられることでしょう。

1、輪廻転生する

2、何もなくなる

3、亡くなった時、次の世界に移動する

4、その他

この「死んだ後どうなるか」は、民族や宗教などでも違うらしいです。日本人のほとんどが仏教徒なので「1、輪廻転生する」という考えが主流ではないでしょうか?

生きている間に「どう死んでいくか」を考えさせられているように思います。昔も今も日本人は、潔く死ぬことが素晴らしいです。自殺でなく、自分の天命に従い、潔くだと思います。

自殺というのは、途中で自分の人生を辞めてしまうので、良いことではないことはみんな知っているようです。輪廻転生の場合は、次の転生の時、自分で自分の人生を変えられない境遇で生まれるようです。

訪問看護には、子供さんも沢山おられ、亡くなる方もあります。障害を生涯持って生きていく方もあります。この方々を見ていて、ナルホドと唸りました。


寿命と病気は違う、という話をさせて頂きました。

寿命は生と同じで、天から与えられているもののようです。

ただ、身体は消耗品なので、気持ちを使い過ぎる、身体を使い過ぎる、怠け過ぎる、を続けると、病気を引き起こします。

私の父は、認知症と脳梗塞で、療養型病床群にはいり、来阪した時には、寝たきりはもちろん、きちんとした会話もできませんでした。

沢山あった薬も、母が知らない間に全部やめていました。

半年で立ち上がり、認知症もなくなり、歩く練習をするようになりました。

そうなると、家族は欲が出ます。足裏マッサージもやめ、リハビリばかりに専念するようになりました。母も仕事を始め、余裕がなくなると、父は転げるように悪くなり、死に至りました。

悪くなると、どんな医療を施しても良くならない悪循環に入ります。

看護師である私が、死にゆく人々にできることを考える時、父を思い出します。

自分が良かったと思える時を過ごす為に、それを支えてくれる、心のある看護師による、リンパマッサージやケアが病気を良くできます。

また、できないリハビリを強要されたり、不安な時間をただ過ごしていくと、病気は重たくなります。

自然治癒力や免疫力に関係しています。

看護師のほとんどは愛情を持って、利用者の方に関わっているのだと思います。

そして、利用者様に、自然に愛情を持って関わることができれば、良く生きることができ、良く死んで行くことができると思っています。

そしてこれは表面的な話でなく、根底のものです。

炎のストッパー津田恒美物語

7月17日、高円寺に初めて降り立ち、舞台を観に行きました。広島東洋カープの津田投手の全盛期から、亡くなるまでの、がんとはどのようにでき、どのように亡くなっていくか？の見本のような舞台でした。笑いあり、涙あり、会場からのすすり泣きがずっと続きました。なのに、とてもすっきりとした、爽やかな舞台でした。

奥様の治療にかける意思、現代医療では余命が決まっているなら、放射線や抗がん剤は使わない、食事療法に徹する。徹底的な自然療法を行ったんでしょう。でも頑張り過ぎた為に、ずっと続けられなかったんでしょう。（これは私の想像です）

末期がんが一旦は回復しました。コレが奇跡なんですが、私からみれば当然の結果で、ポイントでもう少しだけ、もう少しだけ、方法がかわれば、頑張り過ぎなければ、がんに勝てたのだろうと感じました。

そう思えば思うほどに、難しさを感じ、奥深さを感じます。

病気はその人のもので、その人の一部です。がんには勝つのではなく、自分の身体や臓器を優しく愛してあげることです。

がんになっている方は、必要以上に頑張り過ぎた結果、がんになります。ですから、人が良過ぎても、悪過ぎてもがんになります。

この生き方を根本から変えることができれば、がんは完治しなくとも、悪さをしなくなります。

皆さんにはがんと共に生きることをいつもお勧めしています。苦悩や落胆をしない、今の自分に感謝し、満足する。もちろんすぐにできません。その方法を自分のものとし、努力していきます。

もし、がんが小さくなれば、やり方は合っています。大きくなれば、やり方は間違っています。単純です。しかし、ダイエットと同じで、結果はなかなか出ません。忘れた頃に効いてくる。それくらいが成功なんです。

頑張り過ぎない、続けていける自分自身のやり方を、結果を見ながら、諦めず続けて行きます。

この本を刊行するにあたって

皆さま、この本を手にとって頂きましてありがとうございます。

この本は私が、この7年の間、日々の経験の中で書き続けてきたものを当社常務の笹川敦広とコンサルタントの相葉光輝さんデザイナーの仲村真理さんが打ち合わせを重ね、編集してくださりでき上がったものです。三人の天才が作りあげたこの本を是非沢山の方々に読んで頂きたいと思います。

私としましては、自分の書いたものにも関わらず、何故か他人事のように文章を読み、「それって確かに世の中によくあることよね」と共感しています。年数がたってくると、考えも進化していきます。また、歳を重ねると柔和になってくる自分に出会います。

本の中にも登場しますが、私は自分の身体で、病気になることと治療で治すことを実践しました。さらに、沢山のがんやその他の病気の方の死に出会い、どう生きて行くかを日々考えています。

今は、まだ道半ばで、きっと一生成長し続けていくのだろうと思っています。そして、奢ったり、出来上がってしまうことを、ずっと怖れて生きたいです。

人は病気をしても、貧乏でも、不幸にはなりません。みんな平等に幸せになれます。ただ、平等に幸せを感じるようにはならないようです。人間は千差万別で、風貌や性格だって数知れずです。

正しい考えで正しい生き方を選ぶと必ず幸せが訪れます。

反対に間違った考えで、間違った生き方を選ぶと必ず不幸が訪れます。

難しいのは、正しい考えで間違った生き方をしてしまう。また、間違った考えで、正しい生き方をしてしまう。が起こった時、結果だけが判断材料になってしまいます。どちらも間違っているので、結果は幸せにはなれません。

だから、貧乏や病気、災害という試練を与えられ、この人生を勉強していきます。私もまだまだ勉強中です。共に生涯勉強してゆきましょう。

「治療」から「予防」へのパラダイムシフト

訪問看護から始まる！　平均寿命100歳の未来医療

2018年6月18日　　第1刷発行
2018年8月18日　　第2刷発行

著　者　　漆﨑　伊智代
発行者　　株式会社地球出版
発行所　　〒573-0073
　　　　　大阪府枚方市高田2-35-2
　　　　　072-807-8528